现代临床输血检验

主编 刘巧玲 张春霞
　　　刘忠伦 何浩明

时代出版传媒股份有限公司
安徽科学技术出版社

图书在版编目(CIP)数据

现代临床输血检验 / 刘巧玲等主编. --合肥：安徽科学技术出版社,2022.5
ISBN 978-7-5337-8609-0

Ⅰ.①现… Ⅱ.①刘… Ⅲ.①输血-血液检查 Ⅳ.①R446.11

中国版本图书馆 CIP 数据核字(2022)第 063420 号

现代临床输血检验

主编　刘巧玲　张春霞
　　　刘忠伦　何浩明

出版人：丁凌云　　选题策划：汪海燕　　责任编辑：汪海燕
责任校对：岑红宇　　责任印制：梁东兵　　装帧设计：武　迪
出版发行：安徽科学技术出版社　　http://www.ahstp.net
（合肥市政务文化新区翡翠路 1118 号出版传媒广场,邮编：230071）
电话：(0551)63533330
印　　制：合肥创新印务有限公司　　电话：(0551)64321190
（如发现印装质量问题,影响阅读,请与印刷厂商联系调换）

开本：880×1230　1/32　　印张：5.5　　字数：160 千
版次：2022 年 5 月第 1 版　　2022 年 5 月第 1 次印刷

ISBN 978-7-5337-8609-0　　　　　　　　定价：50.00 元

版权所有,侵权必究

编 委 会

主 编
　　刘巧玲　连云港市第一人民医院
　　张春霞　连云港市第四人民医院
　　刘忠伦　连云港市第一人民医院
　　何浩明　连云港市第一人民医院

副主编（按姓氏笔画排序）
　　王启凤　连云港市第一人民医院
　　吕晶晶　连云港市市立东方医院
　　许运堂　连云港市中医院
　　孙　琳　连云港市第一人民医院
　　张树敏　连云港市第一人民医院
　　徐承来　连云港市第二人民医院

前　言

输血医学是医学领域中由多学科发展起来的一门新兴学科,它是围绕将献血者血液输给患者进行救治这一中心,进行研究、开发、应用,从而保证临床输血安全性和有效性的医学学科。

近年来,随着相关医学免疫学、分子生物医学、病毒学和临床有关医学的迅速发展,输血医学取得了重大突破和发展。

为了进一步提高广大输血医学检验工作者的技术水平,作者参阅了大量的医学文献,编写了《现代临床输血检验》一书,以适应时代的发展。全书共分十一章,第一章介绍输血医学的概论,第二章介绍血液的生理生化基础,第三章介绍血型血清学检验,第四章介绍红细胞血型检测,第五章介绍血型抗体检测,第六章介绍交叉配合实验,第七章介绍血液及血液成分的制备和保存,第八章介绍临床输血,第九章介绍输血不良反应及输血传播疾病,第十章介绍疑难血型的分析与处理,第十一章介绍临床输血闭环式管理。

本书内容新颖,实用性强,可供临床各科、医学检验科、输血科及全科医师阅读,亦可供高等医学院校检验系、医疗系学生参考。

孙娆同志在本书的资料收集、整理方面做了大量工作,在此表示真诚的感谢!

本书在编写过程中参阅了大量的文献资料,在此向相关作者表示真挚的谢意。同时,本书出版也得到了安徽科学技术出版社的大力支持,在此表示万分感谢!

由于作者水平有限,本书难免有遗漏和不妥之处,欢迎广大读者批评指正。

作 者
2021 年 7 月

目 录

第一章 概论 ·········· 1
　第一节　输血医学的定义 ·········· 1
　第二节　输血医学发展史 ·········· 1
　第三节　输血医学的主要领域及发展趋势 ·········· 3

第二章 血液的生理生化基础 ·········· 9
　第一节　血液的基本组成与理化特性 ·········· 9
　第二节　血细胞和血浆的生理特性及功能 ·········· 11
　第三节　血凝、抗凝与纤维蛋白溶解 ·········· 22
　第四节　血型 ·········· 26

第三章 常用血型血清学检验 ·········· 29
　第一节　血凝实验 ·········· 29
　第二节　抗人球蛋白实验 ·········· 30
　第三节　酶技术 ·········· 31
　第四节　低离子凝聚胺实验 ·········· 32
　第五节　微柱凝胶实验 ·········· 33
　第六节　吸收放散实验 ·········· 34

第四章 红细胞血型检测 ·········· 37
　第一节　ABO血型鉴定 ·········· 37

第二节　Rh 血型鉴定 ································· 39
第三节　MN 血型鉴定 ································ 40
第四节　P 血型定型 ··································· 42

第五章　血型抗体检测 ································· 43
第一节　自身抗体鉴定 ································ 43
第二节　不规则抗体筛选与鉴定 ···················· 44
第三节　血型抗体效价测定 ·························· 44

第六章　交叉配合实验 ································· 46
第一节　盐水介质交叉配血 ·························· 46
第二节　酶介质交叉配血 ····························· 47
第三节　抗人球蛋白介质交叉配血 ················· 47
第四节　凝聚胺介质交叉配血 ······················· 48
第五节　微柱凝胶交叉配血 ·························· 49

第七章　血液及血液成分的制备和保存 ············ 50
第一节　全血的制备和保存 ·························· 52
第二节　红细胞的制备和保存 ······················· 61
第三节　血小板的制备和保存 ······················· 76
第四节　血浆的制备和保存 ·························· 82
第五节　冷沉淀的制备和保存 ······················· 86
第六节　粒细胞的制备和保存 ······················· 88

第八章　临床输血 ······································· 90
第一节　全血输注 ····································· 90
第二节　红细胞输注 ·································· 93

第三节　血小板输注 ………………………………… 96

　　第四节　血浆输注 …………………………………… 100

　　第五节　冷沉淀输注 ………………………………… 103

　　第六节　粒细胞输注 ………………………………… 105

　　第七节　血浆蛋白制品输注 ………………………… 107

第九章　输血不良反应与输血传播疾病 ………………… 112

　　第一节　输血不良反应 ……………………………… 112

　　第二节　输血传播疾病 ……………………………… 136

第十章　疑难血型的分析与处理 ………………………… 156

第十一章　临床输血闭环式管理 ………………………… 160

参考文献 …………………………………………………… 162

第一章 概 论

第一节 输血医学的定义

输血医学(transfusion medicine)是由多学科交叉发展起来的一门新兴学科,它是围绕将献血者血液输给患者进行救治这一中心,进行研究、开发、应用,从而保证临床输血安全性和有效性的医学学科。随着与输血相关的临床医学免疫学、分子生物学、病毒学、遗传学、细胞生物学、低温生物学等学科的相互交叉和渗透,输血医学在近年内得到了迅速的发展。输血医学的发展也为这些学科的进展提供了新的动力,而这些学科的发展又使输血医学不断拓展新的领域。特别是20世纪80年代发现人类免疫缺陷病毒(human immunodeficiency virus, HIV),同时确认输血是 HIV 传播的重要途径之后,输血的安全性成为临床医学面临的重大挑战之一。大量的研究推动了输血医学的发展,许多新技术、新方法不断被应用于临床,也使输血医学在临床医学中的地位明显提升。

(刘巧玲 张树敏)

第二节 输血医学发展史

在生物学和医学创立发展前,人类发现在打猎和战争中,血液往往会从伤员的伤口流出,大量出血常导致伤员迅速死亡。因此,古代人把血液看得十分神秘,也认识到血液对于人的生命是非常重要的。最早的一次输血事件是 1492 年罗马教皇英诺森八世(Innocent Ⅷ)口服血液治疗自己的疾病,为其供血的 3 个 10 岁男孩在放血后不久均因大量失血而死亡,而口服血液治疗疾病这种治疗手段并没有挽救教皇的生命。15 世纪后期,人们曾一度认为精神错乱、抑郁、癫狂等症状都是由于血中"有毒"所致,放血疗法一度盛行。而我国古代也有过类似欧洲的饮血祛病及针刺经络穴位治疗疾病的方法。

1616年英国医学家Harvey用动物试验阐明了血液在体内的循环方向。1628年他发表论文阐述了循环系统，描述"心脏像一个泵，它的收缩产生了脉搏，将血液挤压到动脉，血液再顺着血管流回心脏。血液由此在体内完成了一次循环"。该系统的发现为经静脉注入液体和药物的可能性提供了理论依据。随后有人尝试经静脉将药物注入试验狗。这一系列的试验为以后的研究奠定了基础。1665年牛津大学科学家Lower完成了首例动物间输血试验，他将一条濒临死亡的狗的静脉与另一条健康狗的动脉连接起来，试验狗输血后被救活了。这些试验使科学家开始设想动物-人输血。1667年法国科学家Denis将羊血输入一名15岁男孩的静脉，该患者输血后未见不良反应。此后Denis又为9名精神病患者进行了类似的异种血输血治疗，在为一名34岁的行为异常精神病男性患者二次输血后发生了典型的溶血性输血反应，直接导致该患者死亡。这一事故使英、法两国决定禁止输血治疗，使得输血研究从此停滞了150余年。

1818年英国产科医师Blundell首次进行了人-人输血。受血者为一癌症患者，输血后患者病情暂时有了明显改善，但在2天后死于癌症。此后Blundell为产后出血患者和其他患者进行的输血取得了明显的疗效，共进行了10次输血，有5次获得成功，但由于未能解决抗凝及输血装置的改进等一系列问题，19世纪末的输血治疗疗效并不确定。

输血发展史上里程碑式的进展是1900年奥地利科学家Landsteiner发现一些人的血清能凝集其他人的红细胞，确认红细胞有A、B、C(以后更名为O)和AB等不同的血型，使得输血治疗建立在科学的理论基础之上。在红细胞ABO血型系统发现后，又陆续发现了一系列其他血型系统，包括P、M和N等系统，其中最重要的是1939年发现的Rh血型系统(Rh blood groups system)。Landsteiner和Wiener用恒河猴红细胞免疫猪和兔子获得血清，此抗血清和此前不久接受同型血发生输血反应的O型血妇女的血清，均能凝集85%的白种人血液样品中的红细胞，但不能凝集其余15%的人血液样品中的红细胞，从而确认此为新发现的红细胞抗原系统,称为 Rh 系统。

在抗凝剂应用之前,输血必须在血液采集后立即进行。Belgium 和 Argentina 报告了枸橼酸钠的抗血液凝固作用,此后 Lewisohn 确定了枸橼酸钠起抗凝作用的适当浓度,这一进展使得建立血库、保存血液备用成为可能。1943 年第二次世界大战时,Loutit 和 Mollison 研制了 ACD(枸橼酸-枸橼酸钠-葡萄糖)配方,可使血液在血库中保存 3 周。这一配方一直沿用至今。

在当时的输血实践中,采血、输血一直应用带橡胶塞的玻璃瓶,应用这些输血器材不仅不方便,而且会引起热源反应。1952 年 Walte 和 Murphy 报告了用聚乙烯树脂制备密闭输血器材的开发研究结果。在实际应用中证实塑料输血器材具有许多优点,包括容易适应不同的需求,在沉淀或离心后可在密闭条件下分出血浆等,因此塑料器材很快取代玻璃瓶,并使血液成分分离成为可能。同时第二次世界大战中对血液制品的需求推动了血液制品分离技术的开发。Cohn 和他的同事开发和应用低温酒精法制备血浆蛋白制品。白蛋白、免疫球蛋白和凝血因子制品的生产和应用使血液成分疗法达到了新的高度。

随着临床输血实践的增多,在输血治疗过程中不断出现了一些输血不良反应和致命事故,这对输血技术的进一步发展提出了新的挑战。而一系列与输血相关学科的深入发展,为安全输血提供了理论和实践基础。首先是血型学、血液免疫学和病毒学的深入发展,把现代输血引向更加安全的轨道;各种血液代用品和生长因子的出现使输血难以根除的免疫问题和输血传播疾病的困扰得以缓解;大力提倡成分血输注,既提高了输血疗效又降低了输血副作用。从 20 世纪 50 年代起,现代输血医学作为医学科学中一个新的分支学科已经形成并不断发展。

(张春霞 孙琳)

第三节 输血医学的主要领域及发展趋势

输血治疗的目标是安全、有效输血,其根本目的是救治患者。随着输血医学基础研究的不断深入和扩展及临床输血科学实践的积累,临床对输血指征的掌握将会越来越严格,不适宜的输血将会大大减少。

(一)安全输血

输血有风险,虽然血液经过严格的程序筛查、检测等处理,但依然存在发生输血传播疾病及其他输血不良反应的可能。输血安全是目前输血事业面临的重大挑战。医学科学发展到今天,无菌技术已经广泛应用于输血医学,从血液采集到血液成分分离制备,均使用一次性无菌血液采集袋和分离袋;目前广泛应用的全自动血液成分分离机,采集的成分血浓度高、纯度高,并能较好地防止细菌污染等;医学检测技术不断发展,使病原体检测水平明显提高,现在世界各国普遍采用酶联免疫吸附实验(ELISA)检测血液中各种病原体的抗原或抗体,这些措施已经使输血传播疾病的危险性大大降低。但随着我们对输血相关病原体的认识日益深化,除主要的病毒乙型肝炎病毒(hepatitis B virus,HBV)、丙型肝炎病毒(hepatitis C virus,HCV)和 HIV 外,还确认了其他一些病原体也可经输血传播。经输血传播疾病的严重性引起社会广泛关注,目前各国正在研究如何进一步提高输血的安全性,不断开发和应用病毒灭活、白细胞过滤、血液辐照等输血新技术处理血液制品,并开展核酸检测技术(NAT)直接检测血液中的病原体核酸,缩短窗口期,大大降低输血传播疾病的危险性。

(二)临床输血规范化管理

近年来,国际输血安全工作重点已经由血站向医院临床输血方向转移,据统计,输注 1 个单位血液感染 HCV 或 HIV 的危险性大约为 $1/10^6$,错误输血的危险性为 $1/10^4 \sim 1/10^3$,因医院输血管理和技术业务水平产生的输血反应和致死率危险性远远超过输血传播疾病。因此,目前解决临床输血安全性问题的主要措施就是要加强临床输血规范化管理。

1998 年发布的《中华人民共和国献血法》,1999 年发布的《医疗机构临床用血管理办法》,以及 2000 年发布的《临床输血技术规范》均对医疗机构输血科的建设和规范化管理做出了相应要求,使得临床输血工作有法可依、有章可循。各级医疗机构正在不断加强输血科的建设和管理,规范执业行为,推广科学用血、合理用血,杜绝血液的浪费和滥用;建立全面质量管理体系并进行持续改进,加强临床输血全过程包括分析前、中、后的质量控制,全面保障临床用血的质量和安全。临床输血前的免疫血液学检查(主要包括 ABO 和 Rh 血型鉴定、意外抗体筛查和交叉配血实验)检测质量水平直接决定输血安全,高质量的检测能最大限度地降低输血风险。

（三）合理用血和成分输血

基于输血可能发生输血传播疾病及输血不良反应这一基本事实,因此必须提倡合理用血、成分输血。合理用血就是在输血前一定要明确输血适应证,只为确实有输血适应证的患者输血,避免一切不必要的输血。成分输血(blood component therapy)则是把血液中的各种细胞成分、血浆和血浆蛋白成分用物理或化学的方法加以分离、提纯,分别制成高浓度、高纯度、低容量的制剂,临床根据病情需要,按照"缺什么补什么"的原则输用,来达到治疗患者的目的。成分输血是当前输血技术发展的总趋势,也是输血现代化的重要标志之一。成分输血的原则是只给患者输注其需要的血液成分,从而避免或减少输注患者不需要的血液成分,降低风险,减少输血传播病毒的危险。因为病毒在各种血液成分中并不是均匀分布的,所以各种成分传播病毒的危险性也不一样:白细胞传播病毒的危险性最大,血浆次之,红细胞和血小板相对较安全。临床医师可以根据患者的具体情况制定输血治疗方案:补充红细胞,增强携氧能力;补充血小板和凝血因子,纠正出血;补充粒细胞、免疫球蛋白等提高免疫功能,增强人体抵抗力等。

（四）无偿献血

输血风险引起了全世界对输血传播疾病的极大关注,因此全球发起了从"源头"上解决血液安全问题的呼吁,也就是提倡将无偿献血作为临床用血的来源。这是保证安全输血的前提和基础，无偿献血者的血液安全性比有偿献血者高 5～10 倍。重复献血者的血液更为安全，所谓重复献血者（或称低危献血者）是指至少献过 3 次血并保持每年献血 1 次的人。目前许多发达国家已实现全面的无偿献血体制，为保证血液安全做出了重要贡献。在我国，今后要进一步解决的工作重点在于如何弱化各种物质鼓励性质的激励机制，组建和扩大无偿献血者的骨干队伍，特别是提高重复献血者献血的比例等。

（五）输血新技术的应用

随着输血医学的进一步深入发展，分子生物学技术已广泛应用于输血医学的研究和实践中，如 HLA 分型、红细胞定型、血小板分型和病毒检测等。血液检测已可以达到大规模自动化，从而提高了检测质量，降低了检测成本；代血浆的开发和应用方面取得了重大进展，在许多情况下也可以用晶体液和人工合成的胶体液代替血浆输注以维持血容量；新的输血器材如白细胞过滤器、辐照仪、血液单采机、自体血回输机等的应用，既提高了输血疗效、节约了血液资源，又保障了输血安全；基因重组细胞因子制品、骨髓与外周血干细胞、脐血等新一代血液成分制品的研究和应用，使输血有了更广阔的发展空间。输血医学已由最初的简单配血、发血，逐步发展为集红细胞配型、白细胞配型、血小板分型、临床血液治疗等于一体的综合性学科。

（六）循证输血医学

循证医学（evidence-based medicine，EBM）是一种用现有的最佳的科学证据指导医学实践的方法，学者将其定义为"慎重、准确和明智地应用当前所能获得的最佳研究证据，同时结合临床医师个人的专业技能，考虑患者的价值和愿望，将三者完美结合，制定出治疗方案"。将循证医学的基本方法运用在临床输血工作中即为循证输血医学，对保障输血安全、无偿献血者招募、血液采集制备检测和临床输血治疗等都有极其重要的影响。

将循证医学引入临床输血实践后,能够应用最科学有效、有医学文献支持的方法对患者进行个体化输血治疗,也能应用通俗易懂的方式确保医护人员、患者和决策者能够获得最佳信息。在临床输血实践中,应该遵循科学的证据,确定最适宜的血液制品、最佳的治疗剂量和时间、最好的治疗效果等。

(七) 血液预警系统

血液预警系统 (heamovigilance system) 最初由法国在20世纪90年代建立,是一套对整个输血过程即从血液及其成分的捐献到受血者输血的全过程进行监控的系统,是由一系列通过共同认可的程序来完成对临床输血的指导与应用及输血不良反应的报告、追踪鉴定与处理的血液监控与管理系统,是安全输血中不可缺少的一部分,目的是预防输血后不良反应的发生和再发生。血液预警系统主要由血液质量确认体系、不良反应的监控及应用流行病学和实验室资料进行评估等要素组成,基本作用是从数据分析中发现问题,从而为修改血液质量控制程序获得证据,提高输血安全性。建立血液预警系统可加强输血规范管理,合理利用血液资源。目前世界上大多数国家都已经应用了该系统,以监控献血和输血中的不良反应和突发事件。

(八) 输血的信息化管理

由于输血信息量大,资料记录要求准确、严格,信息系统性强,要求信息有可溯源性等特点,因此,必须通过计算机化管理来提高管理的质量和效率。现在已经有比较成熟的采供血软件应用于国内的输血管理,血液制品采用条形码管理,大大地提高了管理的效率和质量,成为输血管理现代化的重要标志之一。按照输血科工作流程设计和开发的信息管理系统,使得输血管理系统化、可溯源,从而整体提高了输血安全性,保证输血文案的有效管理。但血站如何和医院临床输血系统联网共享信息资源仍是今后需要解决的问题。

输血医学是一门年轻的学科,通过一百多年来人类不断的摸索总结,输血医学取得了令人瞩目的飞跃发展。安全有效的输血已成为全社会和各级卫生行政部门关注的焦点,这既是我国输血事业面临的挑战,又是重大的发展机遇。随着输血事业被纳入正规化与法治化的轨道,我们深信,我国的输血事业与国际接轨指日可待!

(刘巧玲　王启凤　徐承来)

第二章 血液的生理生化基础

血液由血浆和混悬于血浆中的血细胞组成。血浆是细胞外液的组成成分之一,血细胞则包括红细胞、白细胞和血小板。

人体细胞内外所含的液体总称为体液,约占体重的60%。体液由细胞内液(约占体重的40%)和细胞外液(约占体重的20%)组成,而细胞外液又由血浆、组织间液、淋巴液和脑脊液组成。

细胞外液是体内细胞直接浸浴的液体环境,特称之为人体的内环境。细胞与外界之间的物质交换,只能通过细胞外液来间接进行。由于血液能在血管内不断地循环流动,因此是沟通身体各部位组织间液,以及与内外环境进行物质交换的桥梁,它是内环境中最活跃的成分。因此,血液在维持内环境稳态的活动中具有重要作用。

第一节 血液的基本组成与理化特性

一、血液的组成

血液由血浆和悬浮于其中的血细胞组成。血浆中含有水分、电解质、小分子有机化合物(营养物质、代谢产物和激素等)、气体及蛋白质。在血细胞中,红细胞数量最多,约占总数的99%,白细胞最少。红细胞在血液中所占的容积百分比,称为血细胞比容。正常成年男性的血细胞比容为40%~50%,女性为37%~48%。人体内血浆和血细胞量的总和,也就是血液的总量,称为血量。正常成年人,其血量为体重的7%~8%,即每千克体重中有70~80 ml的血液,其中血浆量为40~50 ml;幼儿血液总量约为体重的9%。

二、血液的理化特性

(一)相对密度

正常人全血的相对密度为 1.050～1.060,血浆的相对密度为 1.025～1.030,红细胞的相对密度为 1.090～1.092。血浆的相对密度主要取决于血浆蛋白质的含量,红细胞的相对密度与其所含血红蛋白的量成正比,全血的相对密度主要与红细胞的数量有关。

(二)黏度

血液的黏度或黏滞性比水大。在各种体液中,血液的黏度最大。全血黏度的大小主要决定于其所含红细胞的数量,血浆黏度主要决定于血浆蛋白质的浓度。如果以水的黏度为1,则全血的相对黏度为4～5,血浆为1.6～2.4。在血流速度很快时,血液黏度不随流速而变化;但当血液流速小于一定限度时,黏度与流速呈反变关系,这主要是由于血流缓慢时,红细胞可叠连或聚集成团,使血液黏度增大,这可影响血液循环的正常进行。

(三)血液渗透压

血液中晶体物质(主要是 NaCl)所形成的渗透压,称为血浆晶体渗透压;由血浆中蛋白质(主要是白蛋白)所形成的渗透压,称为血浆胶体渗透压。血浆总渗透压是这两者之和,约为 313 mmol/L。血浆蛋白质分子量大,颗粒少,所产生的胶体渗透压很小,不超过 1.5 mmol/L,约相当于 3.33 kPa(25 mmHg)。

血浆晶体渗透压和血浆胶体渗透压两者所起的生理作用是不同的。毛细血管壁很薄,水分和晶体物质可自由透过,血浆和组织间液中的晶体物质浓度几乎相等,两者的晶体渗透压没有差异,因此,血浆晶体渗透压数值虽大,却对水分进出毛细血管不起作用。在正常情况下,血浆蛋白质不能透过毛细血管壁。组织间液中的蛋白质含量少,其胶体渗透压低于血浆,因此,血浆胶体渗透压可吸引水进入血管,在保持血量、调节血管内外水的移动,以及维持血管内外水平衡中起重要作用。组织细胞对血浆中晶体物质(各种离子)具有选择通透性,当由于离子移动而导致细胞膜两侧离子浓度分布不均、出现渗透压差时,便引起水由低渗透压侧向高渗透压侧移动。因此,血浆晶体渗透压在调节细胞内外的水交换,维持细胞正常体积形态中起重要作用。

(四)血浆 pH

正常人血浆的 pH 为 7.35～7.45。血浆 pH 能保持相对恒定是由于血浆和红细胞中含有多种缓冲对。血浆的 pH 主要取决于血浆中的 $NaHCO_3/H_2CO_3$,通常这一比值为 20。血浆中的蛋白质钠盐/蛋白质、Na_2HPO_4/NaH_2PO_4,红细胞中的血红蛋白钾盐/血红蛋白、氧合血红蛋白钾盐/氧合血红蛋白、K_2HPO_4/KH_2PO_4 等均是很有效的缓冲系统。此外,肺与肾不断排出体内过多的酸和碱,对血浆 pH 的稳定具有重要作用。

(刘忠伦　许运堂)

第二节　血细胞和血浆的生理特性及功能

一、血细胞的生理特性和功能

(一)红细胞的生理特性与功能

红细胞(red blood cell,RBC)是血液中数量最多的一种血细胞。正常成人红细胞的数量男性为 $(4.5～5.5)×10^{12}/L$,女性为 $(3.8～4.6)×10^{12}/L$。

正常的红细胞呈双凹圆碟形,平均直径为 8 μm,周边稍厚,与同体积球形红细胞相比,表面积较大。红细胞中含有血红蛋白,在血液的气体运输中有重要的作用。红细胞内也有一些缓冲对,对维持血浆 pH

相对恒定有一定作用。

1. 红细胞的生理特性

(1)红细胞的可塑性变形。红细胞在全身血管中循环运行,常要挤过口径比它小的毛细血管和血窦孔隙,这时红细胞发生变形,通过后又恢复原状,这称为红细胞的可塑性变形。红细胞的表面积与体积的比值愈大,其变形能力也愈大。因此,正常双凹圆碟形红细胞的变形能力大于异常球形红细胞的变形能力。

(2)悬浮稳定性与血沉。把含有抗凝物质的血液放置于垂直竖立的沉降管中,虽然红细胞的相对密度大于血浆,却下沉得很慢。红细胞能比较稳定地悬浮于血浆中的特性,称为红细胞的悬浮稳定性。通常以第1h末红细胞沉降的距离(mm)表示红细胞的沉降速度,称为红细胞沉降率(ESR),简称"血沉"。正常成人男性血沉为 0~15 mm/h,女性为 0~20 mm/h(魏氏法)。血沉越小,表示红细胞的悬浮稳定性越好。

红细胞与血浆之间的摩擦是阻碍其下沉的因素,双凹圆碟形红细胞的表面积与体积的比值大,与血浆接触面大,所产生的摩擦力亦大,因而下沉很慢。在某些疾病中,许多红细胞较快地以凹面相互接触,形成一叠红细胞,称为红细胞叠连。叠连后造成了红细胞表面积减小,使红细胞下沉时与血浆的摩擦力减小,沉降加速影响红细胞叠连的因素并不在于红细胞本身,而是主要取决于血浆的性质。一般血浆中球蛋白和纤维蛋白原含量增多时,可使叠连增多,沉降加速;而白蛋白含量增多时,则叠连减少,沉降减慢。

(3)渗透脆性。正常情况下,红细胞内外液体之间的渗透压基本相等,使红细胞保持正常形态和大小。如果把红细胞悬浮于低渗盐溶液中,水分子将透入红细胞内,引起红细胞膨胀、破裂,逸出血红蛋白,这种现象称为渗透性溶血。红细胞在低渗盐溶液中发生膨胀破裂这一特性被称为红细胞渗透脆性,表示红细胞膜对低渗盐溶液的抵抗力。正常人的红细胞在 0.42%~0.45% 的 NaCl 溶液中开始溶血,在 0.32%~0.34% 的 NaCl 溶液中完全溶血。某些溶血性疾病患者,红细胞开始溶血及完全溶血的 NaCl 溶液浓度均比正常人高。

不同物质组成的等渗溶液，不一定都能使红细胞的形态和大小保持正常。通常把能使悬浮于其中的红细胞形态、体积维持正常的盐溶液，称为等渗溶液。NaCl 不能自由透过细胞膜，因此 0.9% NaCl 溶液是等渗溶液。尿素能自由进入红细胞，使细胞内渗透压升高，水进入细胞内，导致细胞膨胀破裂，因此 1.9% 的尿素溶液虽是等渗溶液，但不是等张溶液，将红细胞置于其中，会立即发生溶血。

(4) 红细胞的能量来源。红细胞内没有糖原贮备，也没有线粒体氧化过程，其能量来源由红细胞直接从血浆中摄取葡萄糖，通过糖酵解和磷酸戊糖旁路而获得。所产生的能量主要用于供应膜上钠泵的活动，以维持红细胞内 Na^+ 浓度远低于细胞外，而 K^+ 浓度远高于细胞外。低温贮存较久的血液，血浆内 K^+ 浓度升高，就是由于低温下红细胞膜上的 Na^+ 泵不能正常活动的缘故。此外，红细胞产生的能量还用来维持其双凹圆碟的形状及红细胞膜的完整。

2. 红细胞的功能

(1) 红细胞的主要功能是运输 O_2 和 CO_2。由于各种因素引起血红蛋白数量或性质发生改变，导致血氧含量降低或血红蛋白结合的氧不易被释放出来而引起组织缺氧，即等张性低氧血症。等张性低氧血症的主要特点：①动脉血氧分压正常，血氧容量、血氧含量降低；②动静脉血氧含量差减小；③血红蛋白氧饱和度降低。

(2) 红细胞内的多种缓冲对和碳酸酐酶对血浆 pH 的稳定具有一定的作用。

(3) 红细胞免疫及调节功能。1981 年 Siegel 提出了红细胞免疫系统的新概念，开辟了人体免疫系统的新领域。科学家们发现，红细胞表面存在补体 C3b 的受体（第 1 补体受体，CR1）。目前对红细胞免疫功能的表现、调节机制及与疾病的关系等研究都取得了一定进展，认为红细胞具有一定的免疫和调节功能：①促吞噬作用。与红细胞表面存在的 CR1 有关。用梅毒螺旋体和肺炎球菌等进行体外和体内试验发现，被抗体致敏的螺旋体或球菌，在含补体、红细胞和白细胞混合液中，80%～95% 被快速吞噬而从液相消失。若缺少红细胞，则需较长时间，且被吞噬得较少。CR1 单克隆抗体能抑制红细胞的黏附肿瘤细胞的活性。Siegel 推测,红细胞能阻止肿瘤细胞在血循环中扩散,因为癌细胞在外周血中遇到红细胞的机会比白细胞大 100 倍,癌细胞表面覆盖有抗体补体,易被红细胞黏附而被捕捉吞噬。②清除循环免疫复合物作用。通过 CR1,红细胞与抗原-补体-补体复合物结合,当运至肝脾固定吞噬系统中时,免疫复合物(IC)从红细胞上解离,IC 被吞噬清除。③效应细胞作用。红细胞表面有过氧化物酶,能使红细胞直接销毁黏附的抗原物质。电镜下可见红细胞发生变形运动以顺应肿瘤细胞的表面形态,包绕坏死的肿瘤细胞碎片,黏附处的红细胞与肿瘤细胞黏附、融合,肿瘤细胞与红细胞结合处有破损现象。这种黏附作用可被 CR1 单克隆抗体或 C3 多克隆抗体阻断。④红细胞对淋巴细胞和细胞因子的调控作用。1993 年 Shau 等发现,红细胞胞浆内存在着一种自然杀伤细胞增强因子(NKEF),能增强 NK 细胞活性,认为红细胞在调节 NK 细胞方面起着重要作用。⑤红细胞能增强淋巴细胞的转化率和加强 T 淋巴细胞增殖。研究显示,该作用与红细胞 LFA-3 和淋巴细胞 CD2 相互作用有关。

(二)红细胞的生成和生成调节

1. 红细胞生成所需的原料

在红细胞的生成过程中,与红细胞发育成熟有关的主要物质有以下几种。

(1)铁和蛋白质:铁和蛋白质是合成血红蛋白的重要原料。铁的来源有两条途径:一条是来自食物的外源性铁,另一条是红细胞在体内破坏后释放的内源性铁。成人每天需 20~30 mg 铁用于血红蛋白合成,其中 95% 来源于体内铁的再利用。缺铁时,幼红细胞胞质中血红蛋白合成减少,而其胞核成熟不发生障碍,因而胞质与胞核成熟不一致,出现以小细胞、低色素为特征的缺铁性贫血。

(2)维生素 B_{12} 和叶酸:维生素 B_{12} 和叶酸是红细胞正常发育成熟所必需的物质,称为红细胞成熟因子。维生素 B_{12} 和叶酸都与胞核中 DNA 的合成密切相关。食物中缺乏 B_{12} 或叶酸或这两种物质发生吸收障碍时,骨髓中各阶段幼红细胞核发育成熟落后于胞质中血红蛋白的合成,红细胞体积较大,循环血液中出现形态功能都不正常的幼稚红细胞,称为巨幼细胞贫血。由于遗传或自身免疫等多种因素引起患者胃黏膜萎缩,胃液中缺乏内因子,造成维生素 B_{12} 吸收障碍,导致的贫血称为恶性贫血。

2. 红细胞的生成调节

骨髓中的红系造血受促红细胞生成素和雄激素等体液因子调节。当人体缺血、缺氧或肾需氧量增加等引起肾的氧供应不足时,就会使肾释放促红细胞生成因子或称红细胞生成酶,其在血浆中作用于肝脏产生的促红细胞生成素原,形成具有活性的促红细胞生成素(EPO),刺激骨髓造血,加速红系细胞的增生、成熟,释放红细胞进入血循环,从而解除肾的缺氧状态,这是一种负反馈作用。当血液中促红细胞生成素增加到一定水平时,也可反过来抑制促红细胞生成素原的产生和释放。由于上述两种负反馈效应,血浆中促红细胞生成素的浓度得以维持在一定的水平,从而保持循环血液中红细胞数量的相对稳定。

从青春期开始,男性血液中的红细胞数、血细胞比容和血红蛋白浓度均高于女性,这种性别差异与性激素有关。雄激素促进造血,雌激素则抑制红细胞生成。实验表明,雄激素、甲状腺素和生长素等都可增强促红细胞生成素的作用。

(三)红细胞的破坏

红细胞在血液中的平均寿命约为 120 天。衰老红细胞的变形能力明显减弱,同时脆性明显增加,因此,衰老的红细胞在通过微小孔隙时发生困难,从而滞留在脾脏和骨髓中,进而被吞噬(血管外破坏)。此外,红细胞在随血液流动过程中,可因受机械冲击而破坏(血管内破坏)。

红细胞在血管内破损后,所释放出的血红蛋白迅速与触珠蛋白结合,从而使血红蛋白无法从肾脏排出。然而,当发生溶血的红细胞较多时,红细胞所释放出的那些未能和触珠蛋白结合的血红蛋白可经肾脏排出。如果排出的血红蛋白较多,则可引起血红蛋白尿。

二、白细胞生理特性和功能

白细胞(white blood cell,WBC)是一类无色有核的血细胞,在血液中一般呈球形,在组织中则有不同的变形运动。白细胞按形态功能及来源分为粒细胞、单核细胞和淋巴细胞。根据粒细胞胞质中嗜色颗粒的特性,可将粒细胞进一步分为中性粒细胞、嗜酸性粒细胞和嗜碱性粒细胞。健康成人在安静时,白细胞总数在$(4\sim10)\times10^9/L$。正常时,白细胞总数和分类计数都是相对稳定的。当发生炎症、过敏、组织损伤等情况时,白细胞总数升高并出现分类计数百分比的改变。白细胞在人体的防御反应中有重要作用。

(1)中性粒细胞:具有高度的吞噬能力和游走能力,占白细胞总数的50%~70%。中性粒细胞表达FcγR,在异物入侵和炎症早期,可吞噬、杀灭病原体等异物,并可在抗体参与下发挥ADCC作用,清除抗原异物,参与特异性免疫。

(2)单核细胞:占白细胞总数的3%~8%。单核细胞参与非特异性免疫和特异性免疫。在非特异性免疫中主要通过吞噬作用杀灭和清除病原体,并介导炎症反应;在特异性免疫中主要发挥免疫调节和抗原递呈功能。

(3)嗜酸性粒细胞:占白细胞总数的2%~5%。主要参与抗寄生虫感染。在Ⅰ型超敏反应中,嗜酸性粒细胞可分泌某些酶类等活性物质,发挥负调节作用。

(4)嗜碱性粒细胞:占白细胞总数的0~2%。嗜碱性粒细胞表达FcεR;主要参与Ⅰ型超敏反应。特应性个体产生的IgE抗体和嗜碱性粒细胞表面的FcεR结合,可介导细胞脱颗粒,释放出各种生物活性介质,引起Ⅰ型超敏反应。

(5)淋巴细胞:占白细胞总数的20%~40%。淋巴细胞可分为T细胞和B细胞,是重要的免疫细胞,它们是免疫系统的重要的组成部分。T细胞来源于骨髓干细胞(胚胎期则来源于卵黄囊和胚肝),在胸腺中发育分化,成熟后离开胸腺进入外周免疫器官的胸腺依赖区定居,并通过血液→组织→淋巴→血液进行淋巴细胞再循环而分布全身。B淋巴细胞源于鸟类法氏囊和哺乳动物骨髓。T细胞、B细胞通过抗原受体TCR和BCR识别抗原,介导细胞免疫和体液免疫,是特异性免疫应答的主要参与者。根据功能和生物学特性,T细胞分为不同亚群,$CD4^+$ Th细胞主要分为Th1和Th2两个功能性亚群,是免疫系统重要的效应细胞,两者的数量、功能平衡与否,直接制约免疫性疾病的发生和发展。$CD8^+$ T细胞为CTL和Ts细胞。CTL能特异杀伤靶细胞,是第三类重要的效应细胞;Ts是抑制性T细胞,可下调免疫应答。B细胞分为B1细胞和B2细胞两个亚群,分别介导对非胸腺依赖抗原和胸腺依赖抗原的免疫应答。此外,B细胞还具有加工递呈抗原的功能,并能分泌细胞因子,参与免疫调节。

三、血小板生理特性和功能

血小板(blood platelet,PLT)是从骨髓成熟的巨核细胞上脱落的小块细胞胞质。血小板胞质中含有α颗粒和致密体。α颗粒中储存有凝血因子等蛋白质分泌物质,致密体中含有Ca^{2+}、ADP、5-HT、磷脂等活性物质。

健康成人循环血液中的血小板数为$(100\sim300)\times10^9$/L。正常人血小板计数可有6%～10%的变化,运动时数目可增加,午后较清晨高,冬季较春季高,妇女月经期血小板减少。在因外科大手术、组织损伤、分娩等情况而发生大量失血后,血小板暂时增多。体内存在能调节血小板生成速度、维持血液中血小板数量稳定的反馈机制。参与血小板生成调节的体液因子有促血小板生成素、巨核系集落刺激因子,其主要作用是刺激巨核细胞蛋白质合成,增加巨核细胞总数,调节巨核系祖细胞的增生。

血小板的平均寿命为7～14天,然而,血小板只在开始两天具有生理功能。

(一)血小板的生理特性

血小板具有黏附、聚集、释放、收缩、吸附等特性,这些都是血小板在受刺激变形后发生的活化反应,是在生理止血过程中发挥作用的基础。

(1)黏附:黏附是指血小板黏附于血管壁或其他异物的特性。当血管壁损伤或仅内皮细胞受损而暴露内皮下组织时,流经此处的血小板即被血管内皮下组织激活,黏附其上。黏附过程需要一种由血管内皮细胞合成的血管性血友病因子(von Willebrand factor,vWF)的参与,它与血小板膜糖蛋白结合,成为血小板黏附的必要条件。遗传性 vWF 缺乏时,血小板黏附障碍,从而影响血小板后继的一系列功能。

(2)聚集:聚集是指黏附的血小板相互之间进一步附着的过程。迅速黏附在血管破损处的血小板,在胶原纤维的刺激下释放 ADP,引起血小板聚集。体外实验时,可观察到由 ADP 引起的血小板聚集有两个时相。第一时相发生迅速,是由低浓度的外源性 ADP 引起的,反应可逆;第二时相发生缓慢,是由血小板激活后脱颗粒释放的内源性 ADP 引起的,反应不可逆。ADP 是引起血小板聚集的最重要物质,ADP 是通过血小板膜上的 ADP 受体,并在 Ca^{2+} 参与下引起血小板聚集。此外,血小板聚集还必须有纤维蛋白原的存在。

一般能引起血小板聚集的物质均可使血小板内 cAMP 减少,而抑制血小板聚集的物质则使血小板内 cAMP 增加。目前认为,血小板内 cAMP 减少,游离 Ca^{2+} 增加,促使内源性 ADP 释放,从而导致血小板聚集。

血小板的聚集特性与花生四烯酸的代谢产物前列腺素类物质关系十分密切。当血小板受到胶原或机械因素作用被表面激活后,血小板内磷脂酶 A_2 被激活,血小板膜磷脂中的花生四烯酸便在磷脂酶 A_2 作用下从膜中游离出来,并且在血小板环氧化酶的作用下生成环过氧化物 PGG_2 和 PGH_2,它们在血小板的血栓素合成酶的作用下,形成血栓素 $A_2(TXA_2)$。TXA_2 使血小板内 cAMP 减少,胞内游离 Ca^{2+} 增多,使血小板收缩,释放出 5-HT、ADP 和更多的 TXA_2。5-HT 有收缩血管的功能,ADP 和 TXA_2 则使血小板进一步聚集。

正常的血管内皮细胞能排斥异己血小板的黏附和聚集,具有抗血栓形成的功能。在内皮细胞中不含有血栓素合成酶,但有大量的前列环素合成酶,可合成释放前列环素(PGI_2)。PGI_2 可使血小板内 cAMP 增多,抑制血小板聚集。PGI_2 很可能是在正常情况下防止血管内凝血的生理性调节因子。此外,在血小板表面与血管内皮细胞表面都带有负电荷,这也使血小板不易黏附和聚集。

(3)释放:聚集后的血小板可收缩而排出其内容物,称为释放反应,即将血小板胞质内致密体及 α 颗粒中的 ADP、5-HT、儿茶酚胺、β 血小板巨球蛋白、血小板因子 4(platelet factor 4,PF_4)等活性物质向外排出,有利于血管的收缩与血小板的聚集。

(4)收缩:血小板的收缩特性依赖于血栓收缩蛋白的作用。血栓收缩蛋白的主要成分是肌动蛋白与肌球蛋白。血小板的许多活动如聚集、释放和血块回缩,都需要血栓收缩蛋白的参与。

(5)吸附:许多血浆凝血因子可被吸附在血小板上;此外,血小板还可大量吸附 5-HT。血小板的吸附特性使得在血小板聚集的损伤局部,其凝血因子的浓度增高,有利于凝血过程的进行。

(二)血小板在生理性止血中的作用

正常情况下,小血管损伤引起的出血在数分钟内便会自行停止,这种现象称为生理性止血。生理性止血机制包括血管收缩、血小板血栓形成和血凝-抗凝三部分反应。这三部分反应在时间上是相继发生同时又相互重叠的。

小血管受损时,由于损伤刺激可迅速引起局部血管收缩,血液流速减慢,使血小板在受损血管处被激活,出现黏附、聚集、释放,所释放的 ADP、5-HT、血栓素 A_2(TXA_2)等可促进更多的血小板聚集,这为一正反馈效应。此外,5-HT、TXA_2 等也可进一步促进血管收缩。随着血小板越聚越多,形成松软的血小板血栓,以堵塞血管的破损处,对出血有一定的制止作用。

血小板内含有多种与凝血有关的因子。血小板内含有纤维蛋白原、因子Ⅷ和许多血小板因子。在血小板因子中,最重要的是 PF_3,它是凝血过程多个环节中必不可少的因素。此外,当黏附聚集的血小板暴露于膜上的磷脂表面时,能吸附许多凝血因子,使损伤局部凝血因子浓度升高,加速血液的凝固。如将血液置于管壁已涂一层硅胶的玻璃管中,血小板不易解体,则血液可保持 72 h 不凝;若加入血小板匀浆后则立即出现凝血。这说明血小板破裂后的产物对凝血过程有很强的促进作用,在血小板的参与下,形成血凝块。在血凝块中,血小板伪足伸入纤维蛋白网中,当伪足中收缩蛋白收缩时,血凝块回缩,挤出血清,形成坚固的止血栓,达到有效的止血。

血小板对纤维蛋白溶解(简称"纤溶")既有促进作用,也有抑制作用。在血栓形成的早期,血小板释放的纤溶酶因子,能抑制纤维蛋白溶酶,防止纤维蛋白溶解,有利于止血。血栓形成的晚期,一方面,血小板本身释放纤溶酶原激活物,促进纤维蛋白溶解;另一方面,血小板释放的 5-HT 可刺激血管内皮细胞释放纤溶酶原激活物,间接地促进纤维蛋白溶解,使血栓溶解,保持循环血流畅通。

综上所述,血小板在生理性止血中的功能活动可大致分为血小板的形成,坚固的血凝块形成,以及对纤维蛋白溶解过程的抑制与促进双重作用。

(三)维持毛细血管壁的完整性

血小板能随时沉着于血管壁以填补内皮细胞脱落留下的空隙,并可以融入内皮细胞,因此保持了内皮细胞的完整性,并对内皮细胞有修复作用。当血小板数量减少到低于 $50 \times 10^9/L$ 时,毛细血管壁易破损,导致红细胞逸出,此时皮肤和黏膜上可出现瘀点。

四、血浆的主要成分及功能

(一)血浆蛋白

血浆蛋白是血浆中多种蛋白质的总称。用盐析法可以将血浆蛋白分为白蛋白、球蛋白和纤维蛋白原三类。其中白蛋白含量最多,球蛋白次之,纤维蛋白原最少。用电泳法则又可将球蛋白分为 α1 球蛋白、α2 球蛋白、β 球蛋白、γ 球蛋白等组分。血浆蛋白质的主要生理功能有以下几种:

(1)运输功能:血浆蛋白质是多种物质的运输载体,从而参与激素、脂类、维生素及代谢物质等的运输。

(2)缓冲功能:血浆中的蛋白质及其钠盐组成的缓冲对和血浆中的其他缓冲对(主要是 $NaHCO_3/H_2CO_3$)一起,可缓冲血浆中可能出现的酸碱度过大的变化。

(3)参与人体的免疫功能:血浆中的特异性抗体和补体是血浆蛋白,因此,抵抗病原微生物的防御功能部分是通过其实现的。

(4)参与凝血-纤维蛋白溶解的生理性止血功能:绝大多数血浆凝血因子、抗凝物质和溶解纤维蛋白质的物质都是血浆蛋白质。

(5)形成与维持血浆胶体渗透压。

(二)无机盐

绝大部分无机盐是以离子形式存在的,其中的主要离子有 Na^+、K^+、Ca^{2+}、Mg^{2+} 等正离子,以及 Cl^-、HCO_3^-、HPO_4^{2-}、SO_4^{2-} 等负离子。正常情况下,血浆中各种离子浓度在一定范围内保持动态平衡,这对于生命活动有重要意义。在细胞外液中,Na^+ 是维持血浆量和渗透压的主要离子;在细胞内液中,K^+ 是维持细胞内液量和渗透压的主要离子。血浆中 Na^+、K^+、Ca^{2+} 保持适当比例,是维持组织细胞的正常兴奋性的前提。

(张春霞 何浩明 吕晶晶)

第三节 血凝、抗凝与纤维蛋白溶解

正常情况下,血凝、抗凝与纤维蛋白溶解过程经常处于动态平衡,它们之间的相互配合,是有效防止出血或渗血现象,同时保持血管内血流畅通的前提。

一、血液凝固

血液从流动的液体状态转变为不能流动的胶冻状凝块的过程,称为血液凝固(简称"血凝")。

(一)凝血因子

血浆与组织中直接参与凝血的物质统称为凝血因子,其中包括 12 种按国际命名法用罗马数字编号的因子(表 1-1),还有前激肽释放酶(PK)、高分子激原(HMWK)和血小板磷脂等。凝血因子有以下一些特点:①除 Ca^{2+} 和磷脂外,其他的因子都是蛋白质;②有些因子,如因子Ⅱ、因子Ⅶ、因子Ⅸ、因子Ⅹ、因子Ⅺ、因子Ⅻ、因子 PK 等,均属于蛋白内切酶;③因子Ⅱ、因子Ⅸ、因子Ⅹ、因子Ⅺ和因子Ⅻ都以无活性的酶原形式存在于血液中,必须通过有限的水解被激活,激活后称为该因子的活性型,并在该因子代号的右下角加字母"a",例如因子Ⅶ激活后成为Ⅶa;④除因子Ⅳ和因子Ⅷ外,其他的凝血因子都在肝脏合成,其中因子Ⅱ、因子Ⅶ、因子Ⅸ、因子Ⅹ的合成还必须有维生素 K 的存在。因此,肝脏疾病或维生素 K 缺乏,都可影响凝血过程。

表 1-1 按国际命名法编号的凝血因子

编号	同义名	编号	同义名
因子Ⅰ	纤维蛋白原	因子Ⅲ	组织凝血酶
因子Ⅱ	凝血酶原	因子Ⅳ	Ca^{2+}

编号	同义名	编号	同义名
因子Ⅴ	前加速素	因子Ⅹ	Stuart-Prower 因子
因子Ⅶ	前转变素	因子Ⅺ	血浆凝血激酶前质
因子Ⅷ	抗血友病因子	因子Ⅻ	接触因子
因子Ⅸ	血浆凝血激酶	因子ⅩⅢ	纤维蛋白稳定因子

(二)凝血过程

凝血过程基本上是一系列蛋白质有限水解的过程,大体可以分为三个阶段:①因子Ⅹ激活成因子Ⅹa;②因子Ⅱ激活成因子Ⅱa(凝血酶生成);③纤维蛋白原转变为纤维蛋白。

1. 因子Ⅹ激活成因子Ⅹa(凝血酶原激活物形成)

因子Ⅹ可通过内源性和外源性两条途径激活。只依靠存在于血浆中的凝血因子便能活化因子Ⅹ,称为内源性凝血途径。血管内膜损伤时,或者抽出血液置于玻璃管内所发生的凝血,便是由内源性途径激活的。需要损伤组织释放的因子Ⅲ参与激活因子Ⅹ的过程,称为外源性凝血途径。

(1)内源性凝血途径:是由因子Ⅻ与带负电荷的异物表面接触活化而启动的。当因子Ⅻ接触损伤血管所暴露的胶原,或实验用玻璃、棉纱、白陶土等异物时,即被活化为因子Ⅻa。因子Ⅻa随即激活因子Ⅹ和前激肽释放酶(PK),所生成的激肽释放酶(K)又可正反馈地再激活因子Ⅻ,使因子Ⅻa大量形成。接下来因子Ⅻa激活因子Ⅺ成为因子Ⅺa,在此过程中,还有高分子激肽原(HMWK)的参与。因子Ⅺa再在Ca^{2+}存在下激活因子Ⅸ,生成因子Ⅸa。从因子Ⅻ激活到因子Ⅺa形成的步骤,称为接触活化阶段。由因子Ⅸa与因子Ⅷ、血小板3因子(PF_3)、Ca^{2+}所形成的复合物(因子Ⅷ复合物)可以激活因子Ⅹ,生成因子Ⅹa。其中因子Ⅷ是辅助因子,可使激活因子Ⅹ的作用加快几百倍;因子Ⅸa是一种水解蛋白,可使因子Ⅹ水解而激活成因子Ⅹa;PF_3提供磷脂表面,反应在该表面进行,能够防止凝血因子被血流稀释或被血浆中其他因素抑制。因子Ⅸa与因子Ⅹ分别通过Ca^{2+}被连在磷脂表面。该反应阶段称为磷脂表面阶段。

(2)外源性凝血途径:依靠血管外组织释放的因子Ⅲ参与激活因子Ⅹ的过程称为外源性凝血途径,例如创伤出血后所发生的血凝。

因子Ⅲ又称组织凝血激酶,正常时只存在于血管外(在脑、肺、胎盘组织中特别丰富)。创伤出血后,因子Ⅲ进入血管内,与因子Ⅶ及Ca^{2+}组成因子Ⅶ复合物,复合物中因子Ⅶ激活因子Ⅹ为因子Ⅹa。因子Ⅶ在血液中浓度很低,必须有因子Ⅲ同时存在才能发挥作用。因子Ⅲ为一磷脂蛋白质,可为因子Ⅶ的催化过程提供磷脂表面,并同时将因子Ⅶ与因子Ⅹ结合于该表面上。

一般说来,外源性凝血途径启动的凝血反应涉及的凝血因子少,耗时较短。但在通常情况下,单纯由一种途径引起的凝血过程并不多见。用纯化的凝血因子进行实验可看到:因子Ⅻa形成后可以激活因子Ⅲ,而因子Ⅶ复合物能够激活因子Ⅸ等,说明经内源性途径和外源性途径发生的反应可以相互促进。

2. 凝血酶原激活成凝血酶

从这一阶段开始,直至整个凝血过程终止,内源性途径和外源性途径已合为一条途径,被称为共同途径。

因子Ⅹa形成后,与因子Ⅴa、PF_3和Ca^{2+}组成的复合物称为凝血酶原激活物。在该激活物的作用下,凝血酶原(因子H)被激活为凝血酶(因子Ⅱa)。在此反应中,因子Ⅹa与凝血酶原同时连接在PF_3提供的磷脂表面,因子Ⅹa使凝血酶原有限水解,成为凝血酶。因子Ⅴa作为一种辅助因子,可加快凝血酶的生成速度。

3. 纤维蛋白原转变为纤维蛋白

纤维蛋白原在凝血酶的催化下,水解形成纤维蛋白单体。凝血酶还可激活因子ⅩⅢ,在Ca^{2+}和因子Ⅻa的作用下,纤维蛋白单体相互间以共价键形成牢固的纤维蛋白多聚体。纤维蛋白的形成过程,也就是血液凝固的凝胶形成阶段。

血块形成后,由于其中的血小板收缩蛋白的作用,血块回缩变硬,分离出不含血细胞的清亮的液体,这便是血清。血清与血浆的主要区别在于,血清中缺乏纤维蛋白原和某些被消耗的凝血因子。

二、抗凝与纤维蛋白溶解

正常时,血液总是保持流动状态,即使出血,血凝反应也仅仅限制在受损伤的血管局部。这是由于体内存在着抗凝与纤维蛋白溶解的机制,能够对血凝加以适当的限制并进行调节。

(一)抗凝物质

1. 抗凝血酶Ⅲ

抗凝血酶Ⅲ(antithrombin Ⅲ,AT-Ⅲ)在血浆中的含量为 $18\sim30\ mg/100\ \mu L$。它的作用机制主要是与凝血酶及因子Ⅻa、因子Ⅺa、因子Ⅹa、因子Ⅸa和激肽释放酶分子中的丝氨酸残基结合,封闭这些酶的活性中心,从而不可逆地阻断这些凝血因子的作用。

2. 肝素

肝素是一种酸性黏多糖,主要在肥大细胞和嗜碱性粒细胞中合成。肝素在体内分布很广,几乎所有组织中都有。它的主要作用是增强AT-Ⅲ的活性。这是通过其与AT-Ⅲ分子的赖氨酸残基相结合,使AT-Ⅲ分子构型改变,与凝血酶的亲和力大大增强,从而发挥抗凝作用。

3. 蛋白质C

蛋白质C是一种在肝内合成且须依赖维生素K存在的血浆蛋白。正常时,蛋白质C以无活性的酶原形式存在于血浆中,它的激活与凝血酶有关。在血管内皮细胞有一种膜蛋白称为凝血酶调制素,凝血酶与凝血酶调制素相结合后,可激活蛋白质C。活化的蛋白质C有以下三点主要作用:①蛋白质C在磷脂和 Ca^{2+} 存在的情况下可灭活因子Ⅴa和因子Ⅷa;②阻碍因子Ⅹa与血小板上的磷脂膜结合,从而削弱因子Ⅹa对凝血酶原的激活作用;③刺激纤溶酶原激活物的释放,增强纤维蛋白溶酶的活性,从而促进纤维蛋白溶解。

(二)纤维蛋白溶解

凝血过程中,小血管内的血凝块填充受损伤的部位。出血停止、创伤愈合后,纤维蛋白逐渐溶解液化,清除血管内的血栓,保持血流通畅。

纤维蛋白溶解过程大致可分为两个阶段,即纤维蛋白溶酶原的激活,以及纤维蛋白和纤维蛋白原的降解。纤维蛋白溶酶原在纤溶酶原激活物的作用下,通过有限水解成为纤维蛋白溶酶。纤溶酶原激活物广泛存在于血浆、脑脊液、腹水、羊水等体液之中,以及绝大多数组织中,主要由血管内皮细胞合成。有两条途径可使纤维蛋白溶酶原激活:①通过存在于组织中的称为组织型纤溶酶原激活物(tPA)激活;②通过Ⅻa-激肽释放酶-高分子激肽原系统激活。前一途径可防止血栓形成,后一途径可使凝血与纤维蛋白溶解互相配合并保持平衡。肾小管上皮细胞合成分泌的尿激酶也是一种纤溶酶原激活物,尿激酶与 tPA 都已作为血栓溶解剂应用于临床。

血浆中存在的纤维蛋白溶解抑制物主要有 α2-抗纤溶酶,它不仅能与纤维蛋白溶酶结合成复合物,抑制其活性,还可与纤溶酶原激活物相结合,抑制纤维蛋白溶酶原被激活。

(何浩明　吕晶晶　刘巧玲　王启凤　刘忠伦)

第四节　血　　型

不同人的血液,有着某些类型的区别,即具有不同的血型。通常所说的血型,是指红细胞血型,即红细胞膜上特异性抗原的类型。目前已发现有 23 个独立的红细胞血型系统,如 ABO、Rh、MNSs 血型系统等,输血时它们中的任何一个系统不合均可导致溶血性输血反应,其中最重要的是 ABO 与 Rh 血型系统。

一、ABO 血型

ABO 血型是最早发现的人类血型。在红细胞表面有两种不同的凝集原,即血型抗原,分别为 A 抗原和 B 抗原;在血浆和血清中则含有与之相对抗的两种凝集素,即抗-A 和抗-B 两种血型抗体。根据红细胞表面血型抗原的不同,可把血液分为 A 型、B 型、AB 型和 O 型 4 种血型。含有 A 抗原的是 A 型,含有 B 抗原的是 B 型,两种抗原都有的是 AB 型,两种抗原都没有的是 O 型。在同一个体的血浆中,不含有与自身红细胞的血型抗原相对抗的血型抗体。A 型血的血浆中含有抗-B 抗体,B 型血的血浆中有抗-A 抗体,AB 型血的血浆中没有抗-A、抗-B 抗原的抗体,而 O 型血的血浆中两种抗体都有。相对抗的血型抗原与血型抗体相遇,会发生红细胞凝集反应。因此,可以将 A 型血清与 B 型血清作为标准血清,观察其与受测红细胞混合后是否出现凝集反应,以判断受试者的血型。

ABO 血型的抗原:血型抗原是存在于红细胞膜上的糖蛋白和糖脂。血型的特异性决定于寡糖链上糖基的组成即其连接顺序。若在第一个半乳糖基上接一个岩藻糖,则形成 H 抗原;在 H 抗原的基础上于第一个半乳糖基上再接一个乙酰半乳糖胺,形成的是 A 抗原;若是在 H 抗原基础上接一个半乳糖基,就形成 B 抗原。

二、Rh 血型

Rh 血型抗体最初是从一名发生严重新生儿溶血病和溶血性输血反应的产妇血液中发现的。Rh 血型系统在临床上的重要性仅次于 ABO 血型系统。Rh 血型系统的抗原数量多,最常见的有 5 个抗原,即 D 抗原、C 抗原、c 抗原、E 抗原、e 抗原。在输血医学中,根据红细胞是否存在 D 抗原,将 Rh 血型分为"Rh 阳性"和"Rh 阴性"两类。

临床检测 Rh 抗原的试剂是单克隆抗体,IgM 类抗体可在盐水介质、室温或 37 ℃环境中与被检红细胞发生凝集反应;如果使用 IgG 类试剂,应采用间接抗人球蛋白实验检测细胞是否有相应抗原。

在常规检测 D 抗原时,如果盐水法结果呈阴性,应根据情况进行间接抗人球蛋白实验。

可以应用分子生物学技术进行 Rh 基因分型。如果父亲 RHD 基因是纯合子,那么胎儿是 D 阳性,就要监测孕妇抗体的产生情况;如果父亲 RHD 是杂合子,可以从母亲血浆标本中提取胎儿 DNA 检测 D 基因。如果胎儿为 D 阴性,则不必进行抗体监测和采取新生儿溶血病预防措施。

Rh 血型抗体主要通过免疫途径产生,如妊娠、输血等,绝大多数抗体是 IgG 类。Rh 抗体在体内可持续存在数年,如果再次接触该抗原,再次免疫应答使抗体迅速产生并在短时间内达到高峰。该抗体最适反应温度是 37℃,红细胞经蛋白水解酶处理可增大与抗体的反应强度。

(许运堂　张春霞)

第三章　常用血型血清学检验

血清是血液中的"有形成分",是由多种蛋白质、有机高分子物质、无机盐和水等组成的混合抗体。在临床输血技术学中,血型血清学检验的方法是根据血清抗体的不同性质研究血型系统抗原抗体。

第一节　血凝实验

血凝实验是指抗体和红细胞在液体介质中发生的肉眼可见的凝集反应。根据操作方法不同分为玻片法、试管法、微柱凝胶法。

【原理】

红细胞上的抗原决定簇与相应抗体分子上的原结合部位结合,交叉联结形成肉眼可见的凝集块。

【结果判读】

(1)溶血和血细胞凝集都是血型抗原抗体反应的阳性结果。

(2)实验结果应在离心后立即观察、判断。

(3)红细胞凝集强度判读如下。

4+(++++):一个大凝集块,背景透明,无游离细胞。

3+(+++):数个大凝集块,背景透明,无游离红细胞。

2+(++):许多小凝集块,肉眼可见,大小均匀,背景基本透明,有游离红细胞。

1+(+):很小的凝集块,肉眼还可见,背景不透明,游离红细胞较多,常要用显微镜观察。

W+(±):微小凝集块,肉眼很难看清,背景浑浊,要用显微镜观察。

O(-):无凝集,无溶血,全是游离细胞。

pH:部分溶血。

H:完全溶血。

【临床意义】

盐水介质凝集实验用于 IgM 抗体的检出和生理盐水配血实验,以及生理盐水抗体鉴定的血型系统的血型鉴定,如 ABO、MN、P 等,微柱凝胶介质凝集实验用于 IgG 抗体的检出。

(张树敏 孙琳)

第二节 抗人球蛋白实验

抗人球蛋白实验(anti-globulin test)是 1954 年由 Coombs 等人建立的,又称 Coombs 实验,能检查附着于红细胞表面但不引起凝集的抗体,最初只用于检测血清中的抗体,其后用于检测体内包被红细胞的抗体和补体。它包括直接抗人球蛋白实验(DAT)和间接抗人球蛋白实验(IAT)。

一、直接抗人球蛋白实验

直接抗人球蛋白实验是检查体内致敏红细胞的一种方法,用于检查红细胞是否已被不完全抗体所致敏。

【原理】

患者体内若有与自身红细胞抗原不相合的完全抗体存在,可与红细胞结合形成抗原抗体复合物。但因不完全抗体分子量小,不能有效地连接红细胞,仅使红细胞处于致敏状态。加入抗球蛋白血清与红细胞上吸附的不完全抗体结合,在致敏红细胞之间搭桥,出现肉眼可见的凝集。

【结果判断】

先观察阴性和阳性对照管,阴性对照管无凝集,阳性对照管出现 3+至 4+凝集,说明被检实验结果可信。受检红细胞凝集者 DAT 阳性,不凝集者为阴性。

【临床意义】

主要用于新生儿溶血病的诊断、自身免疫性溶血性贫血的诊断、红细胞被药物抗体致敏的诊断,以及输血反应的诊断。

二、间接抗人球蛋白实验

间接抗人球蛋白实验用于检测受检血清内是否存在可以致敏红细胞的抗体,通过体外实验用人血清致敏红细胞,再检测红细胞上有无不完全抗体或进行补体吸附实验。

【原理】

用已知抗原的红细胞检测受检者血清中相应的不完全抗体或用已知的不完全抗体检测受检者红细胞上相应的抗原。在 37 ℃条件下孵育,若被检血清或红细胞有对应的不完全抗体或抗原,抗原抗体作用使红细胞致敏,再加入抗球蛋白试剂,与红细胞上不完全抗体结合,出现肉眼可见的凝集。

【结果判定】

阳性对照管凝集,阴性对照管不凝集。受检管出现凝集者为阳性,表示受检血清中有不完全抗体(或受检红细胞上有相应抗原)。

【临床意义】

(1)交叉配血及血型鉴定。

(2)器官移植、妊娠所致免疫性血型抗体,以及自身免疫性血型抗体的检出和鉴定。

(3)检查用其他方法不能查明的红细胞抗原。

(4)白细胞和血小板抗体实验。

(张春霞　王启凤)

第三节　酶　技　术

某些蛋白酶可以修饰红细胞膜上的抗原,从而促进某些系统的抗原(如 Rh 抗原和 kidd 抗原等)与相应的抗体发生反应。但同时也会改变其他系统抗原(如 M、N、Fy^a、Fy^b 等抗原)的结构,破坏其抗原性。酶还可以改变细胞悬液的物理性质,导致红细胞的非特异性聚集。目前输血检验中经常使用的酶有木瓜酶、菠萝蛋白酶和无花果酶等。

【原理】

蛋白酶能破坏红细胞表面的唾液酸、降低细胞表面电荷,减少细胞间的排斥力,从而使细胞靠拢。如果有不完全抗体存在,红细胞便会出现凝集。

【结果解释】

测试管中出现红细胞凝集者为阳性,表明相应抗原抗体反应;无红细胞凝集者均为阴性。

【临床意义】

(1)交叉配血及血型鉴定。

(2)免疫性血型抗体的检出和鉴定。

(许运堂)

第四节 低离子凝聚胺实验

IgG抗体的检测方法有多种,有的时间长或操作烦琐,应用时受到限制,而凝聚胺具有能促进 IgG 抗体快速凝集的优点,被广泛应用于输血检测中。

【原理】

凝聚胺是一种多价阳离子聚合物,在溶液中有多个阳离子基因,能中和红细胞表面的负电荷,并借助正、负电荷的作用,引起红细胞非特异性凝聚。这种凝聚是可逆的,当红细胞与血清在低离子介质孵育,IgG抗体与红细胞上相应抗原结合后,在凝聚和凝集外表上是不能区分的,再加入枸橼酸钠重悬液,使枸橼酸根据负电荷与凝聚胺上的正电荷中和、重悬后,凝聚现象消失,而真正存在的凝集不消失。

【结果判读】

(1)阴性结果为红细胞迅速散开,并在 1 min 内完全散开。

(2)阳性结果为红细胞不完全散开。

(3)弱凝集可能在 30 min 内明显减弱或消失。因此以立刻看结果为准。

【注意事项】

此方法检测 kell 系统的抗体不理想,所以对阴性结果需进行抗球蛋白实验,以免漏检。我国的 K 基因频率为 0,kk 型几乎为 100%,至今未发现 kell 系统的抗体,因此凝聚胺方法尤其适合我国。

【临床意义】

(1)检出和鉴定不规则抗体。

(2)交叉配血。

(3)检查用其他方法不能查明的红细胞抗原。

(张春霞 张树敏)

第五节 微柱凝胶实验

微柱凝胶实验是一种免疫学检测新技术。自 1986 年由 Lappierre 发明以来,经过不断改进和临床大量应用,目前已很完善,该项技术在发达国家已成为常规的红细胞血型血清学检测新技术。微柱凝胶分为中性胶、特异性胶和抗球蛋白胶。

【原理】

微柱凝胶实验是通过观察红细胞膜抗原与相应抗体在凝胶介质中发生的凝集反应,从而确定抗原或抗体性质的实验。在微柱凝胶介质中,红细胞与相应抗体结合,适当离心,凝集的红细胞悬浮在凝胶表面,而未凝集的红细胞则沉积于凝胶底部。该实验比传统的玻片法或试管法在细胞抗原抗体检测方面更敏感、更准确、更简单。

【结果判读】

细胞沉入管底为阴性结果,悬浮于凝胶表面或分散在凝胶中者为阳性。凝集反应评分标准为:

4+:红细胞复合物凝集位于凝胶表面。

3+:大部分红细胞复合物位于凝胶表面。

2+:大部分红细胞复合物位于凝胶中部,少部分位于凝胶上部。

1+:红细胞复合物位于凝胶中下部。

w+:与同一卡中阴性管结果对照,如与阴性结果有差别,即为"w+"。

0:红细胞完全沉积在微柱凝胶管尖底部。

完全溶血:凝胶和液体无凝集或未凝集的红细胞,液体出现透明清澈红色。

不完全溶血:残留红细胞在胶表面、胶中部或胶底部,液体出现透明清澈红色。

混合凝集:红细胞复合物位于凝胶表面和底部。

【临床意义】

在中性凝胶实验中,凝胶不含抗体,可用于检测 IgM 类抗体和红细胞抗原的反应,如 ABO 血型正、反定型等;在特异性凝胶实验中,凝胶中含特异性血型抗体,可用于血型抗原检测;在抗球蛋白凝胶实验中,凝胶中含有球蛋白抗体,可用于检测 IgG 类不完全抗体和相应红细胞抗原的反应,如交叉配血不规则抗体检测和鉴定,以及应用人血清抗-D 检查 Rh(O)血型等。

(刘忠伦　徐承来)

第六节　吸收放散实验

抗体与相应抗原在适合条件下发生凝集或致敏,这种结合是可逆的,如改变某些物理条件,抗体又可以从结合的红细胞上解脱下来,这种实验方法称为吸收放散实验。

根据实验目的不同可用不同的方法,有时吸收放散实验可以是一个实验,而在更多场合,吸收或放散实验则是分开的两个实验。

一、吸收实验

吸收实验(absorption test)用于自身抗体的吸收,一份血清中有几种特异性抗体的分离与鉴定,弱抗原的证实和低浓度抗体的浓缩,分为冷自身抗体的吸收和温自身抗体的吸收。

【原理】

全凝集或多凝集细胞无法用标准血清检查血型,但当红细胞加入标准血清后,若有相应抗原,便会吸收血清中的抗体。吸收后的血清再用相应细胞测定效价,并与吸收前血清效价相比较。当血清效价显著下降或不凝集相应红细胞时,便可证明受检细胞含有这一抗原,从而间接推测受检细胞的血型。

【结果判定】

吸收后抗体效价较吸收前降低2个滴度以上者(Am亚型除外)为阳性。吸收后抗-A效价较未吸收抗-A效价显著降低或消失者为A型,吸收后抗-B效价较未吸收抗-B效价显著降低或消失者为B型,吸收后抗-A及抗-B效价较未吸收抗-A及抗-B效价显著降低或消失者为AB型,吸收后抗-A及抗-B效价较未吸收抗-A及抗-B效价无明显差异者为O型。

如实验的目的是鉴定A亚型,则按受检者红细胞的吸收强度,A1＞A2＞A3＞Ax＞Am的规律来判定。B亚型的鉴定与此相似。

【注意事项】

(1)抗-A、抗-B血清要标定,效价不宜过高,否则抗血清被亚型红细胞吸收后,效价下降不明显,难以判断结果。

(2)洗涤红细胞时盐水应尽量除尽,以免抗血清被稀释。

(3)根据抗原、抗体反应的最适温度来决定吸收实验的温度。ABO系统以4℃为宜,Rh系统以37℃为宜。

【临床意义】

(1)应用于ABO亚型的鉴定,全凝集或多凝集红细胞的定型及某种原因引起红细胞血型抗体减弱时的定型。

(2)可结合放散实验鉴定抗体特异性,探明是单一抗体、混合抗体还是复合抗体,是何种免疫球蛋白,是否为冷凝集素。

(3)可在多种抗体中通过吸收实验去除某种不需要的抗体,保留某种需要的特异性抗体,达到获取单一特异性抗体的目的。

(4)消除自身抗体的干扰,如用自身红细胞吸收血清中的自身抗体,解决配血困难问题。

二、放散实验

放散实验(elution test)就是从红细胞上把抗体解离下来,去除红细胞上的自身抗体,以得到用于做自身吸收、血型鉴定和交叉配血的红细胞。放散实验的方法有很多,ABO血型IgM抗体常用热放散法,Rh血型IgG抗体常用乙醚放散法。

【原理】

红细胞抗原与血清中抗体在适合条件下发生凝集或致敏。这种结合是可逆的,如改变某些物理条件,抗体又可从结合的细胞上放散,再以相应的红细胞鉴定放散液内抗体的种类并测定其强度,用以判定原来红细胞上抗原的型别。

【结果判读】

只有在A管的放散液与2%标准A型红细胞凝集时,被检测血型为A型;只有在B管的放散液与2%标准B型红细胞凝集时,被检测血型为B型;两管都凝集,被检测血型为AB型;两管都不凝集,被检测血型为O型。

【注意事项】

(1)放散抗体易变性失效,故放散液应立即鉴定。

(2)DAT阳性(如溶血性贫血及新生儿溶血病)的红细胞洗涤后,即可直接放散抗体。

(3)乙醚放散应注意乙醚浓度准确性,否则影响放散效果。

【临床意义】

(1)ABO亚型的鉴定。

(2)从含有多种抗体的血清中分离出一种抗体。

(3)全凝集和多凝集细胞的血型鉴定。

(4)被不完全抗-D遮断的新生儿血型鉴定。

(刘巧玲 许运堂 张春霞 徐承来)

第四章　红细胞血型检测

从 1900 年 Karl Landsteiner 发现人类第一个血型系统——ABO 血型系统至今，人们已发现红细胞上有 200 多个血型抗原。在临床输血中最具实际意义的是 ABO 和 Rh 两大系统，人们对其所做的研究已相当深入，所能采用的检测方法和手段也较完备。

第一节　ABO 血型鉴定

ABO 血型系统是最早被发现也是最重要的血型系统，它的血型抗原是一种糖鞘脂，主要包括 H、A 和 B 3 种类型，不同的 ABO 血型是由红细胞膜上抗原的不同而决定的，主要分为 A、B、O 和 AB 4 种血型。

一、ABO 定型

【原理】

根据 IgM 类特异性血型抗体与红细胞膜上特异性抗原结合能出现凝集反应的原理，用已知抗-A 和抗-B 定型血清来测定红细胞上有无相应的 A 抗原和 B 抗原（正定型），用已知混合的 A 型红细胞和 B 型红细胞检测血清中有无相应的抗-A 和抗-B 抗体（反定型），当正、反定型一致时就能确定血型，目前操作方法主要有玻片法、试管法、微柱凝胶法。

【结果判读】

ABO 血型正、反定型实验的结果见表 4-1。

表 4-1　ABO 血型正、反定型实验的结果

受检者红细胞与定型血清的反应		受检者血清与试剂红细胞的反应			血型
抗-A	抗-B	A	B	O	
-	-	+	+	-	O
+	-	-	+	-	A
-	+	+	-	-	B
+	+	-	-	-	AB

注:(+)凝集,(-)不凝集。

【临床意义】

(1)输血前准确检测受血者和供血者的血型是安全输血的首要条件,为交叉配血选择合适的血液。

(2)ABO 血型鉴定可以确定供血者、受血者是否适合组织器官移植。

(3)孕期了解是否发生新生儿 ABO 血型不合溶血病。

(4)反定型可以发现血清中是否存在一些不规则抗体。

二、ABO 亚型鉴定

ABO 抗原的亚型或变异型很多,在 A 抗原中主要为 A1 和 A2,而 B 亚型一般比 A 亚型少,主要根据红细胞与抗-A1、抗-B 及抗-AB 凝集强度、红细胞上 H 物质的强弱,血清中是否存在抗-A1、抗-B 及分泌型人唾液中的 A、B、H 物质。

【原理】

抗-A 血清中含有抗-A 和抗-A1 两种抗体,抗-A 抗体可以凝集 A 型和 AB 型红细胞,而抗-A1 抗体只能与部分 A 型和 AB 型红细胞反应;B 亚型与 A 亚型类同。

【结果判读】

如 A1 对照红细胞凝集,而 A2 对照红细胞不凝集,说明该实验结果可靠,此时受检者红细胞凝集者为 A1 型,不凝集者为 A2 型。A3、

Ax 的抗原与抗-A 及抗-AB 的反应强度基本相似,Ax 与抗-AB 的反应强度明显高于抗-A;A3、A2、Ax 常会出现不规则抗体抗-A(抗-A1),Am 则没有抗-A1;分泌型 A3、Am 的唾液内可检出 A 物质及 H 物质,分泌型 Ax 只可检出 H 物质,Aint 和 A1 抗原一样与抗-A1 有凝集反应。B 亚型与 A 亚型类同,但 B 亚型缺少其中几种。

【临床意义】

A、B 亚型产生相应的抗-A、抗-B 时,临床输血中只能输注 O 型洗涤红细胞。

(张树敏 张春霞)

第二节 Rh 血型鉴定

1939 年 Levine 和 Stetson 首次发现了一名妇女血清中存在 D 抗原的抗体,该妇女的胎儿患有致命的新生儿溶血病。Rh 血型系统内有 45 种不同的抗原,其中 D 抗原最为重要。根据红细胞 D 抗原的有无,可将该血型分为 Rh 阳性与 Rh 阴性。大约 85% 的白种人为 Rh 阳性(黄种人约为 99.6%),其余 15% 为 Rh 阴性(黄种人约为 0.4%),Rh 系统的其他主要抗原有 C、c、E 及 e。

一、Rh 血型定型

【原理】

在临床输血中,只做 D 抗原的鉴定,被检红细胞和抗-D 血清凝集者为 Rh 阳性,不凝集者为 Rh 阴性。其他 Rh 抗原鉴定和 D 抗原一样,只要加入相应的抗血清即可。其他鉴定方法由抗血清的性质而定,如盐水抗体用盐水介质法,IgG 抗体用酶法、抗人球蛋白实验、凝聚胺实验等方法。

【结果判读】

(1)受检者样本凝集、对照不凝集,则样本为 Rh 阳性,否则为阴性。如果对照出现凝集,则实验结果无效,必须重新实验。

(2)对于实验结果为阴性的样本,须进一步用酶法和抗人球蛋白实验确认。

【临床意义】

Rh 阴性个体经由输血或妊娠接触 D 抗原后,3 个人中就有 2 个会产生抗-D 抗体,此抗体可使输入的 Rh 阳性红细胞遭到破坏,因此临床输血前一定要鉴定 Rh 血型,必须同型输注。Rh 阴性孕妇孕期要进行不规则抗体检测,预知是否可能引起新生儿溶血病,及时对胎儿采取治疗措施。

二、Rh 阴性确认实验

【原理】

正常的 Rh(D)抗原是由 10 个外显子决定的至少 9 个抗原表位组成的嵌合体,如果缺乏或被其他基因错代了其中的 1 种或 1 种以上的因子,则称为变异型 D 和不完全 D 型。

变异型 D 和不完全 D 型红细胞带有 D 抗原,与大多数抗-D 试剂在盐水介质和酶实验中不发生凝集,但细胞和抗-D 血清一起孵育后,在 IAT 中均发生凝集。因此必须进行 Rh 阴性确认实验,排除变异型 D 和不完全 D 型的可能。

【结果判读】

3 管人源抗-D(IgG)和单克隆抗-D 均不凝集,可认为 Rh(D)阴性,若有 1 管或 2 管凝集,可确认为弱 D 或不完全 D。

【临床意义】

弱 D 或不完全 D 的个体应作为 RhD(-)受血者和 RhD(+)的供血者。

(刘巧玲　许运堂　孙　琳)

第三节　MN 血型鉴定

MNSs 血型系统是一个独立的血型系统,M 和 N 抗原在 1927 年由

Landsteiner 和 Levine 用人红细胞免疫家兔产生的抗体鉴定,后来 Race 等人又发现了与 MN 密切相关的 MNSs 系统。该血型系统抗原的多态性数目仅次于 Rh 血型系统。一般情况下,抗-M 和抗-N 是室温盐水反应抗体,可以通过玻片法或试管法直接检测,但抗-S 和抗-s 应该进行 IAT 实验。

【原理】

根据 IgM、IgG 特异性血型抗体与红细胞膜上特异性抗原结合能够出现凝集反应的原理,用已知 IgM 类特异性标准抗-M 和抗-N 血清来测定红细胞上有无相应 M 抗原或 N 抗原,用已知 IgG 类特异性标准抗-S 和抗-s 血清来测定红细胞上有无相应的 S 抗原或 s 抗原。

【结果判读】

阳性对照管中应出现凝集,阴性管中无凝集,否则结果无效。MNSs 血型鉴定结果见表 4-2。

表 4-2 MNSs 血型鉴定结果

抗-M	抗-N	抗-S	抗-s	血型
+	−	+	−	MMSS
+	−	+	+	MMSs
+	−	−	+	MMss
+	+	+	−	MNSS
+	+	+	+	MNSs
+	+	−	+	MNss

注:(+)凝集,(−)不凝集。

【临床意义】

(1)在亲子鉴定中有一定意义。

(2)抗-M 只有在 37 ℃或抗人球蛋白实验出现阳性时才具有临床

意义,只有少数被 IAT 测出的抗-M 才能导致由抗-M 引起的新生儿溶血病和输血反应。

(张树敏)

第四节　P 血型定型

P 血型系统是第 3 个被发现的人类红细胞血型系统,是 1927 年 Landsteiner 通过和 MN 血型同样的动物免疫方式获得抗体而发现的血型系统。相关抗体有抗-P1、抗-Pk、抗-P1Pk、抗-P(P1P)。临床实验中常常只能用抗-P1 血清将红细胞分为 P1 和 P2 两种。我国汉族人群中 P1 占 39.67%,P2 占 60.33%。

【原理】

根据 IgM 类特异性血型抗体与红细胞膜上特异性抗原结合能够出现凝集反应的原理,用已知 IgM 类特异性标准抗-P1 血清来测定红细胞上有无相应的 P1 抗原。

【结果判定】

如果 P1 对照凝集,P2 对照不凝集,则实验结果可靠。此时受检者红细胞凝集者为 P1 型,不凝集者为 P2 型。

【临床意义】

大部分 P 血型系统的抗体(除抗-Tja 外)是低温性的,凝集效价也低,在输血时没有临床意义,很少出现输血反应,但是抗-P1Pk(抗-Tja)与习惯性流产相关。

(王启凤)

第五章　血型抗体检测

抗原与抗体是相对应存在的,临床输血中的常见抗体主要有两类:IgM 和 IgG。其中,IgM 类抗体又称盐水抗体、完全抗体,可通过含相应抗原的红细胞直接检测。IgG 类抗体也称不完全抗体,部分存在于血清中,称为游离抗体,可通过含相应抗原的红细胞与抗人球蛋白试剂共同检测。还有部分 IgG 类抗体已经与红细胞膜上的相应抗原反应,吸附于红细胞表面,须采用适当的放散法将其解离红细胞膜,再通过抗人球蛋白实验进行检测。

第一节　自身抗体鉴定

【原理】

自身抗体根据盐水中反应温度分为冷自身抗体和温自身抗体。观察患者(受血者)的血清与患者(受血者)自身细胞的反应情况,确定血清内是否有自身抗体,或自身抗体与同种抗体两者同时存在。

【结果判定】

在 4 ℃条件下,自身血清与自身红细胞发生凝集者为冷自身抗体。在 37 ℃条件下,自身血清与自身红细胞发生凝集者为温自身抗体。

【临床意义】

(1)冷自身抗体在极高效价下才有意义,可引起血型鉴定和交叉配血困难,只有将自身抗体吸收后再进行上述操作,输血时须进行血袋预温。

(2)有温自身抗体的患者应避免输血,输注后可影响红细胞寿命。

(刘巧玲　王启凤)

第二节 不规则抗体筛选与鉴定

不规则抗体是指抗-A、抗-B以外的抗体,在人群中的检出频率为0.2%~2%,一般通过妊娠、输血或人体计划免疫发生。为了保证输血质量、确保输血安全,供血者和患者血清中的不规则同种抗体的筛选是十分必要的,主要有盐水介质法、抗人球蛋白实验、凝聚胺实验等方法。

【原理】

让受检的血清与特殊的试剂红细胞(筛选红细胞)发生凝集而鉴定特异性抗体。

【结果判定】

根据红细胞的反应格局,判断为何种特异性抗体。

【临床意义】

广泛应用于输血反应的诊断与预防和不配合妊娠所致的新生儿溶血病的诊断。

(许运堂)

第三节 血型抗体效价测定

血型抗体效价测定是把效价视为抗体的含量,表示结合到红细胞上的抗体量,有一定的实用价值。

【原理】

将被检抗血清用生理盐水做倍比稀释后,加入一定量的抗原红细胞,观察凝集强度。

【结果判断】

第1管凝集效价为2,第2管凝集效价为2^2,即4,依此类推。

【注意事项】

(1)受检者血清倍比稀释要准确。

(2)离心后试管内上清液出现溶血,表明不仅有抗原抗体反应,而且有补体激活,具有重要的临床意义。

【临床意义】

(1)了解受检者血清中不完全抗体的浓度,评价其对输血的影响。

(2)用于鉴定标准血清效价。

(张树敏　孙琳)

第六章　交叉配合实验

交叉配合实验也称配合性实验，是输血前的必要步骤，其目的是防止输入不配合的红细胞，包括"主侧"及"次侧"配血。"主侧"配血是用受血者血清对供血者红细胞，这是检测对供血者红细胞起反应的抗体，预防引起溶血性输血反应的抗体的最有效方法；"次侧"配血是用受血者红细胞对供血者血清，它是检测对受血者红细胞起反应的抗体。

交叉配血除了用盐水介质法外，至少还要用一种特殊介质法（凝聚胺、酶法、抗人球蛋白实验、微柱凝胶等）。

第一节　盐水介质交叉配血

盐水介质交叉配血实验是用生理盐水作为抗原红细胞和抗体血清之间的反应介质，通过离心来观察抗原抗体反应情况，可以检测出 IgM 抗体。

【原理】

IgM 类血型抗体与对应的红细胞抗原相遇，在室温盐水介质中出现凝集反应，通过离心，观察受血者与供血者红细胞，以及受血者红细胞与供血者血清之间有无凝集现象，判断供血者、受血者血液是否相合。

【结果判定】

如果主、次侧结果均无凝集或溶血，说明在室温下血液相合；否则为不合，禁忌输血。

【临床意义】

本方法只能检出不相合的 IgM 类抗体，而不能检出 IgG 类免疫性的不完全抗体，为了输血安全，盐水配血相合后，还要选择一种特殊介质交叉配合实验。

（刘巧玲　许运堂）

第二节　酶介质交叉配血

酶介质交叉配血中 IgG 性质的不完全抗体与对应的红细胞相遇可出现凝集，尤其是对 Rh 血型抗体的检出较为敏感，国内常用酶有木瓜酶和菠萝蛋白酶。

【原理】

木瓜酶（或菠萝蛋白酶）可以破坏红细胞表面带负电荷的唾液酸，使红细胞失去电荷而可以相互靠拢；同时酶还可以部分地改变红细胞表面结构，使某些隐蔽的抗原暴露出来。这样，不完全抗体可与经过酶处理的红细胞在盐水介质中发生凝集。

【结果判读】

主、次侧及对照管均不出现凝集为相容性结果。

【临床意义】

主、次侧配血无凝集，可以输血；若凝集，说明受血者或供血者血清中存在不完全抗体。但酶法配血有一定的局限性，因为菠萝蛋白酶不能测出 MNSs 和 Duffy 血型系统中的某些抗体，而且酶有时产生非特异性凝集，可能得到假阳性或假阴性结果。目前此法已较少用。

（张春霞　孙琳）

第三节　抗人球蛋白介质交叉配血

抗人球蛋白介质交叉配血法是检查不完全抗体最可靠的方法，可避免因不完全抗体引起的溶血性输血反应。

【原理】

IgG 类抗体在盐水中不能与相应的红细胞发生凝集，但可以使红细胞致敏。抗人球蛋白试剂在不完全抗体和致敏红细胞之间搭桥，使两者结合，出现凝集现象。

【结果判读】

如阳性对照管凝集,阴性对照管、盐水对照管不凝集,主、次侧配血管都不凝集,表示无输血禁忌。

【临床意义】

如主、次侧配血均无凝集,表示无配血禁忌,可以输血。如主侧凝集,绝不可输用此血,必须重选血源。如主侧不凝集、次侧发生凝集,应查明原因后再做决定,自身凝集显示 DAT 阳性或有自身抗体吸附。

(王启凤)

第四节　凝聚胺介质交叉配血

该技术灵敏、快速、操作简单,可检测出除抗-K 以外的所有免疫性抗体,此配血方法在我国普遍采用。

【原理】

凝聚胺(polybrene)试剂是一种高价阳离子多聚物,是肝素中和剂,溶解后能产生很多正电荷,可以中和红细胞表面带的负电荷,使红细胞 zeta 电位降低,缩短红细胞之间的距离,使红细胞产生非特异性的凝集。最后加入悬浮液,它具有中和凝聚胺的作用,使正常的红细胞非特异性凝集散开,实验结果为阴性;但如果红细胞被相应的抗体致敏,则会被凝聚胺凝集,不会散开,实验结果为阳性。

【结果判读】

加入 2 滴悬浮液后,轻轻转动试管混合观察结果。如果在 30 s 内凝集散开,表示凝聚胺引起的非特异性聚集,配血结果相合;如凝集不散开,则为红细胞抗原抗体结合的特异性反应,配血结果不合。

【临床意义】

阴性结果可以输血,阳性结果则表明供血者、受血者中有不相合的抗原、抗体反应,此时献血者的血液不能给这位受血者输用,并且要对此种现象进一步查明原因。

(徐承来)

第五节 微柱凝胶交叉配血

微柱凝胶实验(microcolumn gel assay)是红细胞膜抗原与相应抗体在凝胶介质中发生的凝集反应。凝胶管抗人球蛋白实验可省去传统的抗人球蛋白实验复杂的洗涤红细胞的过程,使实验更简单、更规范,结果更易判定,可保存较长时间。

【原理】

在微柱凝胶介质中,红细胞抗原与相应抗体结合,经低速离心,凝集的红细胞悬浮在凝胶中,而未知抗体结合的红细胞则沉于凝胶底部。

【结果判读】

红细胞抗原、抗体在凝胶介质中反应,未凝集的红细胞通过离心后沉降于管底,为阴性反应。红细胞抗原与相应的不完全抗体结合后(致敏红细胞)和凝胶中的抗人球蛋白形成凝集块,离心后仍滞留在胶上或胶中,为阳性反应。

【临床意义】

阴性反应表示配血相合,可以输血;阳性反应表明血清中存在不完全抗体,配血不符,禁止输血,应重新选择血源。

(何浩明)

第七章　血液及血液成分的制备和保存

血液是人体的重要组成部分,发挥着多种生理功能,这些功能是通过组成血液的各种成分来实现的。临床输血的目的是要尽可能地发挥血液的治疗功效,但我们通常所指的血液是指从捐献者采集而来的全血,除含有各种血液成分外,还含有抗凝剂和保护剂等多种化学成分,而且现有的特定血液保养液是针对储存红细胞而设计的,因此,在全血保存时,除红细胞外,其他有疗效的成分都未在其最佳环境下进行保存,故而会很快丧失其应有的生理功能。全血采集是将血液采集于含有保养液的血袋,不做任何处理。血液成分是指将采集的全血用物理方法分离成纯度高、临床疗效好的单一血液成分,如红细胞、血小板、血浆等。通常情况下,可以通过离心等方式分离出不同的血液成分,并制备出红细胞、粒细胞、血小板、血浆和冷沉淀等多种成分血品种,再按其各自的最佳保存状态进行储存。传统的输血治疗是对患者输注全血,如为了控制因凝血因子缺乏或血小板减少或活性减低引起的出血,或者控制因粒细胞缺乏引起的感染等,都输注全血。但全血中所含的凝血因子、血小板、粒细胞等数量有限,且在保存过程中已大量失活或功能丧失,难以达到预期的治疗目的,除非进行大量全血输注,但输注大量全血又会带来副作用,如增加心脏负担,引起心力衰竭、水肿,甚至死亡等。随着对全血输注缺点认识的深入和增加,从 20 世纪 70 年代起,现代输血医学越来越主张使用成分输血。

1. 成分输血及其发展和输注特点

成分输血就是把各种血液成分产品根据患者病情的需要进行相应的输注。自从 20 世纪初奥地利病理学家卡尔·兰德斯坦纳发现人类第一个红细胞血型系统(ABO 血型系统)以后,输血治疗逐渐得到重视和发展,这以后相当长的时间主要是输注全血。直到第二次世界大战期间,为避免全血保存时间短(7~10 天)的缺点,人们把全血分离为血浆和红细胞,血浆可被制成冻干品,便于保存和运输,并发现输注血浆

第七章 血液及血液成分的制备和保存

具有良好的抗休克作用。后来 Cohn 成功创建了血浆蛋白分离方法,可有效分离和纯化白蛋白和其他血浆蛋白。1959 年,Gibson 首次提出成分输血的概念,从而使成分输血在世界各国广泛开展,这也成为现代输血医学史上的一次重大革命。20 世纪 70 年代以后,世界上一些发达国家成分输血比例逐年增加,全血输注比例相应减少,到 20 世纪 90 年代,一些发达国家成分输血比例已在 85% 以上,如美国达 98%,加拿大达 90%。我国从 1998 年实施无偿献血制度以来,经过广大输血医学工作者多年的努力,成分输血比例逐年上升,现在部分省市成分输血比例已在 90% 以上。成分输血已成为衡量一个国家、一个地区、一家医院输血技术水平的重要标准。已知的血液成分的品种有 30 多种。血液成分包括血细胞、血浆和血浆蛋白成分等。血细胞成分主要有红细胞、血小板和白细胞。红细胞制剂有多种类型,如浓缩红细胞、悬浮红细胞、少白细胞红细胞、洗涤红细胞、冰冻红细胞、辐照红细胞和年轻红细胞等。血浆成分主要有新鲜冰冻血浆、普通冰冻血浆、病毒灭活血浆等。血浆蛋白成分有白蛋白、球蛋白、冷沉淀、凝血因子等。血小板成分有单采血小板、浓缩血小板、冰冻血小板等。临床使用时,因各种成分血液制剂中有效成分均保持相对高的活性和含量,患者输注后可发挥最大的治疗效果。全血输注仅用于需大剂量输血或小儿换血治疗等特殊情况,这类全血也需进行白细胞过滤处理,成为少白细胞全血。随着现代输血医学的发展和各种输血新技术的出现,血液成分制备和保存得到了进一步发展,越来越多的血液成分制剂被广泛应用于临床,输血治疗获得了良好疗效。

2. 血液成分的制备

血液成分制备按其对全血中某种成分的提取、制备方法的不同可分为狭义的血液成分制备和广义的血液成分制备。狭义的血液成分制备即通常的血液成分制备,是指仅仅使用物理方法提取并在临床使用的血液成分,如各种血细胞成分、血浆、冷沉淀等。这些血液成分在血站系统和有条件的医院就可完成制备。广义的血液成分制备是指采用精细的物理和/或化学方法对血液成分进行进一步的提炼精制而得到的高度浓缩、纯化的血液成分制品,如各种血浆蛋白成分:白蛋白、免疫球蛋白、凝血因子浓缩物等。通常,狭义的血液成分制备采用较简单的方式(如离心)分离制备的血液成分,称为血液制剂;需要在特定的生产厂房、设备、人员和技术等条件下通过精细的物理和/或化学方式制备的血液成分,称为血浆蛋白制品或血液制品。这些血液制剂或制品因来源于人体血液,通常称为人源性血液产品;现在通过基因工程等生物手段从细菌等生物材料中提取的人凝血因子等产品实际上也是一种基因工程化血液制品。

3. 成分输血是现代输血医学发展的重要里程碑

首先,采用成分输血使治疗效果明显提升,因为相对单一的成分血液具有浓度高、质量好等优点,临床输注疗效确切;其次,成分血液的保存均是有针对性地采用不同的储存条件,可使成分血液的保存质量达到最优,保存时间达到最长,因此,可以最大限度地节约血液,保护血液资源;最后,成分血液的后续处理可进一步提升其质量,使得输血治疗更为安全。实际上药品生产厂家制备的白蛋白等血液制品作为血液的一种成分早已在临床广泛使用,从捐献者采集的血液制备出的各种血液成分随着现代输血医学的发展而逐渐受到人们重视。一份全血通常可分离为2~4份有临床治疗价值的血液成分,可以达到一血多用的目的,同时提高了选择性和疗效,使得宝贵的血液资源得到充分的利用和保护。

(刘巧玲　张春霞)

第一节　全血的制备和保存

一、全血的制备

将一定量人的血液采集到含有一定保养液(preservative solution)的采血袋中,所制成的血液制剂定义为全血。全血是指血液的全部成分,包括血细胞及血浆。通常按"单位"计算,国际上一般以 450 ml 为

1个单位,我国则以 200 ml 为 1 个单位。全血的质量主要受采血量、贮存时间及献血者血细胞压积等个体差异的影响。全血贮存时间的长短主要取决于抗凝剂(或保养液)的种类。随着贮存时间的延长,全血中的有效成分(2,3-DPG、ATP、血小板等)会逐渐减少或失活,功能逐渐丧失,而一些有害成分(氨、游离血红蛋白、钾等)又会逐渐增加。

全血作为临床使用和作为各种血液成分分离制备的原料,其采集的质量直接影响着使用和各种血液成分的质量。全血采集多在血站内进行,随着无偿献血制度在我国的推广,街头献血车采集血液的比例也逐渐增加。血站内采血是指在具有采供血职能的血液中心、血站或医院的固定采血点进行的血液采集。由于我国已广泛使用密闭式无菌塑料血袋采集系统,提倡进行无隔断的开放式采血,有助于提高采血效率和加强采血者与献血者的交流,以减少献血不良反应的发生率。虽然采集全血使用的塑料采血袋内有保养液,为无菌、无热源的密闭系统,但仍要注意采血环境的卫生和安全。通常要求具有科学、合理、完整的符合采血流程的献血屋,包括献血登记、血源管理、等候区、体检室、采血室、休息室、抢救室、检验室等,各区域应相对独立,人流、物流、信息流流向合理。

1. 采血前的准备

(1)采血器材的准备。采血及相关器材主要有献血登记表、采血床或椅、采血袋、采血秤、止血带、消毒液、止血钳、剪刀、热合机、加液枪(管)、扎指针、血型试剂、硫酸铜相对密度液(血红蛋白检测)、血压计、各种标签、电脑、扫描枪、血液保存冰箱(运输箱)、洗手液、纪念品以及各种记录表格和献血证等。

(2)采血场地的准备。无论在血站内还是在采血车等环境下采血,均应注意采血场地的卫生,应保持清洁,定期进行消毒处理。

(3)献血者的准备。应加强宣传无偿献血知识,特别是对献血者应注意对其精神和饮食进行细心询问和观察,要求献血者献血前一晚应有充足的睡眠,献血当日早餐应清淡饮食,献血前可适当饮些糖水或温水。应认真填写"献血者健康情况征询表"中的相关内容,并签名。

(4)采血者的准备。应仔细询问并对献血者进行健康体检和检验,对年龄、体重、血压、脉搏等重点项目要逐项填写,并注意献血者个人隐私的保护。采血相关工作人员应注意清点各类采血用器材和物资,并将其放置于适当位置。对咨询、体检和检验等各个环节准备充分。采血者应着装整洁,采血相关各项工作应准备齐全。

2. 采血过程

为保证采血顺利、正确,应注意对献血者健康咨询表的核对和采血过程中的细心观察。虽然现在很多血站采用了献血者信息计算机管理系统,咨询和采血时可以采用第二代身份证直接进行信息录入,但采血时仍应注意核对和交流,以避免人多或其他原因导致的采血错误。

(1)采血时应选择充盈较好的上肢静脉,通常为肘正中静脉或贵要静脉。采血时必须严格按无菌操作规程进行。扎好止血带,用2%~2.5%碘酒消毒,待干后用75%酒精脱碘。消毒皮肤面积应以穿刺点为中心不小于6 cm×8 cm,从内到外,螺旋式旋转涂拭,切忌往返擦拭。消毒后应尽快穿刺静脉,避免污染。采血者用右手拇指、食指、中指持采血针柄,针头斜面向上或微侧斜,针与皮肤呈30°~50°角刺入皮肤。用于献血者的穿刺针要锐利,针壁要薄,针腔要大,以减少对献血者皮下组织的损伤及保证采出的血液流出顺畅。当针头刺入皮肤后改变角度呈10°左右,向静脉走向平稳刺入静脉,阻力减少后再推入静脉1 cm左右,可见血液流出。固定针头位置,用消毒棉球或纱布覆盖针眼,再用胶布固定。

(2)将血袋置于摇动的采血秤上,嘱献血者不停地松握拳头,并密切观察献血者的反应。

(3)采血过程中,采血者可将血型标签等粘贴在血袋和咨询表上,并在相应位置签名。一般情况下,采血200 ml需要3 min,采血400 ml需要6 min。

(4)采血结束。采血达到采集量时,应嘱献血者松拳,同时用止血钳在距针尾2~3 cm处夹住,松开止血带,用无菌棉球或纱布覆盖针眼处,拔出针头,再嘱献血者用手指压住棉球5~10 min。

(5)热合和标本留取。在血袋与止血钳之间的塑料导管上用热合机封为三段,然后在靠止血钳的封口处剪断,分别用于血型复查、传染病指标检验和临床配血用。

(6)血液保存。采集后的血液应按照要求进行暂存。一般情况下,应放入预先制冷的贮血冰箱进行降温、冷藏。如果需要进行制备浓缩血小板等,则需按要求放置于22 ℃环境中或室温(20~24 ℃)下。

3. 采血后的护理及献血不良反应的处理

采血后需对献血者进行及时、正确的护理以减少献血不良反应的发生。对献血者应注意要求其保持穿刺部位的洁净,应让其在原座椅上休息片刻,然后慢慢起身,到休息室继续休息并可饮用饮料,领取献血证和纪念品等,并观察穿刺部位是否有异常渗血或出血,无不良反应后再让其离开。如发现献血者有不良反应,如头晕、面色苍白、出冷汗等现象,应立即进行处理,可嘱其平卧、头低位、饮用糖水,稍加休息后,一般即可恢复正常。如未能恢复,或发生严重的献血反应,则应请医师进行对症治疗。常见的献血不良反应主要有:①晕厥,最为常见,主要症状为头晕、虚脱、出汗、恶心、面色苍白,较重者还可发生意识丧失、惊厥及大小便失禁等。检查可见皮肤发凉、血压下降、脉率减慢至难以触及。应立即让献血者平卧,抬高双脚、头低位,松开衣领及腰带以保持呼吸畅通,还可用手指掐人中穴或合谷穴。②恶心呕吐,偶尔发生,通常休息后即可恢复。让献血者平卧,头侧位,提供一个适当的容器及漱口水,指导献血者进行慢而深的呼吸。③肌肉痉挛或抽搐,很少发生,多是由于献血者精神过度紧张而引起换气过度所致。让献血者平卧,安静,抬高双脚、头低位,戴面罩呼吸,一般可很快恢复正常,必要时对症治疗。④局部不良反应,穿刺部位血肿或感染,由于穿刺不佳造成的血肿应立即停止采血,拔出针头,用无菌棉球或纱布压迫,抬高手臂,持续数分钟,以利于减少血肿;局部感染可行热敷或根据不同病变采取相应处理。虽然献血不良反应或并发症很少发生,即使发生,通常经过短时间的休息也可很快恢复,但为了及时进行处理,采血现场应配备必要的急救药品,以保证对献血不良反应者的及时救治。严重的献血不良反应应记录在案,作为下次是否适宜献血的参考。

目前国内外采血形式可分为血站内采血和血站外采血。如果在血站内采血,采出的血液应及时储存至 2～6 ℃专用冰箱内。在站外采血,不论是在采血车、采血屋采血,还是到指定单位等地采血,采出的血液要按一定条件进行储存和运输。注意,一般情况下,在采血后 2 h 内应将血液快速冷却到 20～24 ℃,并在此条件下运输,不宜在过冷或过热的外环境下放置过长时间。库存全血在发往临床等处时,温度应在 2～10 ℃,最长运输时间不应超过 24 h。

二、全血的保存

全血的保存一般指红细胞的保存,其目的是尽可能延长离体血液的有效保存期限。保存温度为 4 ℃±2 ℃,根据使用的抗凝剂配方不同,保存时间各不相同。

全血保存时间的长短主要取决于抗凝剂(或保养液)的种类。随着保存时间的延长,血液中的一些有效成分含量逐渐减少,功能逐渐降低,而一些有害成分会逐渐增加。常用的全血保存液由保存 24 h 逐渐发展至现在的保存 35 天,所用的抗凝剂主要有以下几种:①枸橼酸钠。1914 年 Hustin 首先发现枸橼酸钠与血液中的钙作用可形成可溶性的螯合物;1916 年出现了第一个血液保存液,它由枸橼酸盐与葡萄糖组成。1918 年发现冷藏可以保存血液后,开始用枸橼酸钠作为血液抗凝剂保存血液,使输血法由最初的直接法或半直接法改为间接法,这是输血发展历史上的一大进步。单纯枸橼酸钠由于不含葡萄糖,保存期仅为 5 天。②肝素。它是一种酸性黏多糖,具有较强抗凝作用,其抗凝效果取决于同 AT-Ⅲ的相互作用,阻止凝血酶的生成。抗凝能力有一定时间限制,其保存期仅为 24 h。该抗凝途径不涉及钙离子的参与,血液中钙离子含量正常。③ACD(枸橼酸-枸橼酸钠-葡萄糖保存液)。从 1943 年第二次世界大战中开始使用该抗凝剂,在枸橼酸钠-葡萄糖保存液中加入枸橼酸使其酸化,其目的是防止高压灭菌时葡萄糖的氧化反应。葡萄糖是正常红细胞酵解过程中的必需底物,其主要功能是氧化供能,因而可防止红细胞的溶解和延长红细胞的保存期,保存期可延长至21天。枸橼酸还可延缓保存过程中红细胞脆性的增加。④CPD(枸橼酸-枸橼酸钠-磷酸二氢钠-葡萄糖保存液)。1957年有人在ACD保存液中加入磷酸盐,使其pH有所提高(pH 5.63),成为CPD保存液(枸橼酸盐-磷酸盐-葡萄糖),由于加入磷酸盐后pH的提高,使2,3-DPG下降速度减慢,保存1周后2,3-DPG不变,保存2周后仅下降约20%。在4℃保存全血保存期可达21天,红细胞体内存活率在80%以上。⑤CPD-A(枸橼酸盐-磷酸盐-葡萄糖-腺嘌呤)。该保存液与CPD的区别是增加了腺嘌呤,可以促进ATP的生物合成,有利于红细胞活性的维持,大大延长血液保存期,从原来的21天延长到35天。还有对部分配方进行稍加修改的改良保存液。各种保存液的有效期均是指红细胞在保存期末输入到人体24h后的红细胞仍有70%以上存活率。常见的各种血液保存液配方及保存时间见表7-1。

表7-1 血液保存液配方(g/L)及保存时间

保存液	枸橼酸钠 $Na_3C_6H_5O_7 \cdot 2H_2O$	枸橼酸 $C_6H_8O_7 \cdot H_2O$	无水葡萄糖	磷酸二氢钠	腺嘌呤	比率保养液(ml):血(ml)	保存天数(天)
ACD-A	22.0	8.0	24.5	—	—	1.5:10	21
ACD-B	13.2	4.8	14.7	—	—	2.5:10	21
CPD	26.3	3.27	25.5	2.22	—	1.4:10	21
CP2D	26.3	3.27	51.1	2.22	—	1.4:10	21
CPDA-1	26.3	3.27	31.8	2.22	0.275	1.4:10	35
CPDA-2	26.3	3.27	44.6	2.22	0.550	1.4:10	42

由于全血含一定量的抗凝剂,保存温度2~6℃仅是红细胞的最佳保存温度,在此条件下,血液中凝血因子、白细胞、血小板等有效成分会很快失活。白细胞寿命只有5天,其中粒细胞死亡最快,淋巴细胞最后

失活。血小板在24h内至少有50%丧失功能,48h后更为显著,72h后其形态虽然正常,但已失去止血功能。全血保存在4℃超过24h后仅含有少量的有功能活性的血小板和稳定的凝血因子(因子Ⅱ、Ⅶ、Ⅸ、Ⅹ)及纤维蛋白原。热不稳定性凝血因子Ⅴ和Ⅷ随时间延长而逐渐降低,因子Ⅷ(抗血友病因子)保存24h后活性丧失可达50%,因子Ⅴ保存3~5天活性丧失可达50%。全血保存21天后因子Ⅴ的含量降低到正常水平的30%,而因子Ⅷ降低到仅15%~20%的水平。血小板制剂在室温保存72h后,因子Ⅴ含量仅为47%,因子Ⅷ含量仅为68%。因此,4℃保存5天的全血,基本成分是红细胞和血浆蛋白。全血在保存过程中的变化,有些是可逆的,有些则是不可逆的。随着保存时间的延长,血液的生理生化指标会发生改变,保存过程中发生的这些生理生化指标的变化(表7-2),即为通常所谓的贮存损伤。一般情况下,这些贮存损伤引起的变化对受血者不会带来明显的临床影响,但应特别注意幼儿和新生儿受血者。

表7-2 全血保存过程中一些生理生化指标的变化

项目	ACD(保存天数)(天)					CPD(保存天数)(天)					CPD1(保存天数)(天)				
	0	7	14	21	35	0	7	14	21	35	0	7	14	21	35
血浆 pH	7.0	6.79	6.73	6.71		7.2	7.0	6.89	6.84		7.60				6.98
红细胞存活率(%)	100	98	85	70		100	98	85	80		100				79
ATP(%)						100	96	83			100				57
2,3-DPG	100	60	23	10		100	99	80	44		100				5.0
血浆 Na^+ (mmol/L)	172	158	150	146		175	163	155	152						
血浆 K^+ (mmol/L)	10.0	20.0	29.0	35.0		3.9	11.9	17.2	21.0		4.20				27.3
血浆 FHb (mg/L)	100	220	350	530		17	78	125	191		82				461

第七章　血液及血液成分的制备和保存

全血保存时,其中各种成分的变化说明"全血不全",即全血中各种成分虽然都在同一采集容器内,但包括红细胞在内的各种成分的生物活性、生理功能随着保存时间的延长,有不同程度的衰减,起不到它们在循环中的生理作用。因此,国内外都把全血作为制备各种血液成分的原料,我国采供血单位也基本上将全血及时分离制备成各种血液成分。

三、血液成分的分离制备

血液成分制备的原则是采用手工或血细胞分离机方法将全血中各种血液成分制备成体积小、浓度高、纯度好的统一规格的有效治疗成分。

在血液成分制备时,无论是手工法还是血细胞分离机法,其原理多为利用离心、过滤等物理方法来分离,最常应用的是利用各种血液成分的相对密度、体积等指标的差异,通过密度梯度离心分层而得到浓度、纯度较高的单一成分。各种血液成分的相对密度为:血小板 1.030~1.060,淋巴细胞 1.050~1.078,粒细胞 1.080~1.095,红细胞 1.090~1.111,血浆 1.025~1.030。采用全自动血细胞分离机单采某种血液成分可得到比手工法纯度更高的单一成分。

手工法制备血液细胞成分主要是使用多联塑料采血袋和大容量低温离心机来完成的。

多联塑料采血袋是用于血液成分制备的原料全血采集的容器,也是各种血液成分制备的容器。它的使用经历了几十年的发展过程。

由于多联塑料采血袋在设计上做到了多个塑料袋相连成密闭无菌系统,包括采集全血的首袋、有添加液(additive solution)的子袋及1~2个空的卫星袋。在首袋使用的多是保养液,既能抗凝又有利于红细胞的保存。在成分分离制备过程中,大部分保养液随血浆分离而去,不利于红细胞的保存,为了克服这一问题,在采血多联袋中有一红细胞添加液联袋。制备血液成分时,将全血采集到多联袋系统的首袋(含保养液的袋子)后,通过控制离心可将全血分成不同的层面:血浆在最上层,呈浅黄色;红细胞在最下层,呈红色;白细胞和血小板介于两者之间,为灰白色的膜层。利用虹吸或挤压的方法,将它们一一分到与首袋密闭相连的其他袋子中,得到较纯的单一成分。

血液成分制备时需要将多联袋装在设定的离心机中,并在一定的条件下进行离心,然后采用挤压等方法制备出各种血液成分。一般需采用大容量低温离心机,离心机半径、离心转速、离心时间、离心温度、离心加速强度及离心刹车强度等均影响血液成分的分离效果。

血液成分手工制备和保存还需要其他设备,包括冻冰箱($-50\ ℃$)、$-20\ ℃$以下低温冰箱、高频热合机、血小板保存箱($22\ ℃ \pm 2\ ℃$)、冷沉淀融化箱、$4\ ℃$恒温水浴制备冷沉淀装备、净化台(100级)、分离支架或分浆夹、托盘天平(精确度为1g)、电子秤及无菌接口机,以及各种塑料血袋和止血钳、离心用平衡物等。

血液成分手工制备一般应注意的事项为:

(1)收集已采全血的多联袋,在进行血液细胞成分制备前,应检查采血袋的热合部位是否漏血,各种标签是否齐全等。

(2)检查离心桶内壁是否光滑,有无遗留的硬物、尖锐物,如采血袋上封闭管路的硬塑卡子等。

(3)制备新鲜冰冻血浆时,保养液为CPD、CP2D、CPDA-1的血液应在8h之内分离并速冻;保养液为ACD的血液应在6h之内分离并速冻。

(4)根据制备各种血液成分的要求,对不同规格型号的离心机,经实验摸索,设定不同转速、时间、温度进行离心。最高离心力不能超过$5\ 000×g$。

(5)将多联袋规整地放入离心桶内,用平衡物在天平上平衡血袋。将平衡后盛有血袋的离心桶对称放入离心机内。必须将所有的平衡物和多联袋上的连接塑料管放入离心桶中,防止因塑料管路缠绕而造成损坏。

(6)开动离心机前,如配有稳压器,应先开稳压器,再开动离心机。

根据不同的分离要求,设定时间、温度、转速,应提前使温度达到设定温度。

(7)开动离心机后,注意转速变化,观察有无异常噪声和气味。在未达到预定转速之前不要离开离心机。待离心机停稳后,打开离心桶防护盖,轻轻取出离心桶,注意机器停止转动之前不得打开离心桶防护盖。

(8)血液经离心后,将其轻轻取出,进行外观检查。观察离心后的血袋、塑料管有无渗漏,离心桶中有无血痕,如有破损应查找渗漏点。凡是属于血袋破漏者应按报废处理,并对离心桶进行有效的消毒处理。

(9)应观察离心后各种血液成分的分层情况,对于血液成分分层不清、脂血严重,以及血细胞比容太低等不合格者,应重新离心或不再用于成分制备。

(10)每天工作结束前必须擦拭离心机内部,并清洁整理台面、地面。

(张春霞　王启凤　刘忠伦　许运来　刘巧玲　吕晶晶)

第二节　红细胞的制备和保存

红细胞是血液的主要成分之一,占全血总量的40%以上,具有重要的运输 O_2 和 CO_2 的生理功能。由于全血的缺点,在发达国家,绝大多数临床输血不再使用全血,临床输血以输注红细胞制剂为主,比例在98%以上,而且多数使用已滤除白细胞的悬浮红细胞制剂。红细胞制剂的种类很多,主要有浓缩红细胞、悬浮红细胞、少白细胞红细胞、洗涤红细胞、冰冻红细胞、年轻红细胞、辐照红细胞等。国外近年来开展单采红细胞制剂(如美国,可从一个献血者单采2个单位红细胞,或1个单位红细胞和1个单位血浆),我国个别单位已有开展,由于对献血者要求严格,尚未推广。

下面分别介绍常见的红细胞制剂的制备和保存等。

一、浓缩红细胞

浓缩红细胞(concentrated red blood cells, CRBC)也称为压积红细胞或少浆血,是将采集的全血中的大部分血浆在全封闭条件下分离后,用剩余部分制成的红细胞成分血。浓缩红细胞可以由在全血有效保存期内任何时间分离出部分血浆制备而成。一般推荐用二联塑料采血袋采集的全血制备浓缩红细胞。

(一)制备方法

(1)用二联袋(装有保养液的主袋和一空转移袋)采集 200 ml 或 400 ml 全血置于主袋内。

(2)将二联袋在 4 ℃±2 ℃低温离心机内离心,离心力 3 400×g,离心 8 min,沉淀红细胞。

(3)轻轻取出离心后的全血,在低温操作台上用分浆夹将大部分血浆分入空的转移袋内。

(4)用高频热合机切断塑料袋间的连接管,制备成浓缩红细胞制剂。

(二)浓缩红细胞的保存

浓缩红细胞含有全血中的全部红细胞、白细胞,大部分血小板和部分血浆,具有补充红细胞的作用。浓缩红细胞制剂的保存与全血相同,温度为 2~6 ℃,保存期与全血相同。含 ACD-B、CPD 保养液的浓缩红细胞保存期为 21 天,含 CPDA-1 保养液的浓缩红细胞保存期为 35 天。

二、悬浮红细胞

悬浮红细胞(suspended red blood cells, SRBC)又称添加剂红细胞,是将全血中的大部分(90%)血浆在全封闭的条件下分离并向剩余物中加入红细胞添加液制成的红细胞成分血。悬浮红细胞是目前国内外临床应用最广泛的一种红细胞制剂,适用于大多数需要补充红细胞、

第七章 血液及血液成分的制备和保存

提高血液携氧能力的患者。一般采用多联袋方法制备悬浮红细胞。

(一)制备方法

采集血液的容器为塑料袋,我国每次采血1个单位(200 ml全血)、1.5个单位(300 ml全血)或2个单位(400 ml全血)。三联或四联袋一般主袋内含有抗凝剂枸橼酸盐-葡萄糖(ACD)或枸橼酸盐-磷酸盐-葡萄糖(CPD),末袋是红细胞保存液。

将全血采集于多联袋的主袋内,在适宜条件下暂存和运输后送达成分血液制备间。制备时先将全血与抗凝剂充分混合,在一定时间内(如需制备新鲜冰冻血浆,则在6 h内)分离制备。多联袋可制备多种成分,悬浮红细胞仅为其中的一种。具体方法为:①用带有红细胞保存液(如MAP)的三联袋(或四联袋)采集全血。将装有全血的多联袋在大容量冷冻离心机内离心,温度4℃±2℃,离心力3 400×g,离心7 min。②轻轻取出离心后的血袋悬挂于分离支架上或放入压浆板内,折断管道内塑料卡子,将上层不含血细胞的血浆分入空的转移袋内,注意不能有红细胞混入。用塑料卡子将血浆袋封闭。③将与红细胞保存液相连的管道上的塑料卡子折断(或打开),把末袋中的保存液加入主袋红细胞内,使红细胞与保存液充分混匀。④用高频热合机切断塑料袋间的连接管,封闭红细胞悬液袋上的所有管道,制成悬浮红细胞。

(二)保存

悬浮红细胞制剂是含有全血中全部的红细胞,一定量白细胞、血小板、少量血浆和保养液的混悬液。红细胞添加液种类较多(表7-3),如MAP(甘露醇-腺嘌呤-磷酸盐)、SAGM(生理盐水-腺嘌呤-葡萄糖-甘露醇)、CPDA-1、AS-1、AB-3、AS-5等。一般保存在4℃±2℃,含CPDA-1、MAP、SAGM保养液的红细胞保存期为35天,含AS-1、AS-3、AS-5保养液的红细胞保存期为42天。

表 7-3 几种常见的红细胞添加液配方(mg/100 ml)

类型	MAP	AS-1	AS-3	AS-5
葡萄糖	793	2 200	1 100	900
腺嘌呤	14	27	30	30
磷酸二氢钠	94	0	276	0
甘露醇	1 457	750	0	525
氯化钠	497	900	410	877
枸橼酸钠	150	0	588	0
枸橼酸	20	0	42	0

SAG 由 NaCl-腺嘌呤-葡萄糖组成；在 SAG 保存液中加入甘露醇作为抗溶血剂，即形成了 SAGM 保存液；在 SAGM 保存液中加入少量磷酸盐，即形成 MAP 保养液(NaCl 83.5 μmol/L、磷酸盐 4.75 μmol/L、腺嘌呤 1.0 μmol/L、葡萄糖 40.0 μmol/L、甘露醇 80.0 μmol/L、枸橼酸钠 5.1 μmol/L、枸橼酸 0.94 μmol/L)。

红细胞在保存过程中仍会受到损伤，一些生理生化指标会发生改变，见表 7-4。

表 7-4 悬浮红细胞保存过程中常见生理生化指标的变化

项目	保存天数(天)				
	CPD-1		AS-1	AS-3	AS-5
	0	35	42	42	42
血浆 pH	7.55	6.71	6.6	6.5	6.5
红细胞存活率(%)	100	71	76	84	80
ATP(%)	100	45	60	59	68.5
2,3-DPG(%)	100	<10	<5	<10	<5
血浆 K^+ (mmol/L)	5.1	78.5	50	46	45.6
血浆 FHb(mg/L)	78	658.0		386	

三、少白细胞红细胞

少白细胞红细胞分为两种,浓缩少白细胞红细胞和悬浮少白细胞红细胞。浓缩少白细胞红细胞(concentrated leukocyte-reduced red blood cells,CLRBC)是将采集到多联袋的全血中的大部分白细胞、血小板及血浆在全封闭的条件下去除后制成的红细胞成分血。悬浮少白细胞红细胞(suspended leukocyte-reduced red blood cells,SLRBC)是将采集到多联袋的全血中的大部分白细胞、血小板及血浆在全封闭的条件下去除后向剩余物中加入红细胞保存液所制成的红细胞成分血。大多数患者因受血或受孕体内产生白细胞抗体,这些抗体大部分属于人类白细胞抗原(HLA)系统的同种体,当再次输入全血或其他含有白细胞的血液成分时,有可能产生免疫性发热输血反应。有反复输血史和妊娠史的患者,再次输血时,有的会出现严重的发热性非溶血性输血反应(febrile non-hemolytic transfusion reactions,FNHTR)。各种血液成分中均含有一定数量的白细胞(表7-5),因此去除全血或成分血制剂中的白细胞可减少发生输血不良反应的风险。一般认为,去除后的白细胞含量降至$5×10^8$/袋,可避免因白细胞抗体所致的FNHTR;白细胞含量降至$5×10^6$/袋,可以预防HLA抗体所致的同种免疫和与白细胞携带病毒有关疾病的传播(表7-6)。

表7-5 血液制剂中的白细胞数量

血液及其成分种类	量(ml)	平均白细胞含量
全血	450	$(1\sim2)×10^9$
浓缩红细胞	250	$(2\sim5)×10^9$
洗涤红细胞	125/250	$<5×10^8$
冷冻、解冻、去甘油红细胞	250	$\sim10^7$
浓缩血小板	$50\sim75$	$4×10^7$
冷沉淀	25	0
新鲜冷冻血浆	125	0
新鲜血浆	125	$1.5×10^5$
浓缩粒细胞	$200\sim500$	$1×10^{10}$

表7-6 血液制剂中白细胞数量与输血副作用的相关性

白细胞数量	作用细胞	副作用
$\geqslant 10^9$	粒细胞、单核细胞	FNHTR
$\geqslant 10^7$	单核细胞、B淋巴细胞	HLA免疫反应
$\geqslant 10^8$	CD4+	人类T淋巴细胞病毒Ⅰ型(HTLV-I)感染
$\geqslant 10^7$	淋巴细胞、粒细胞、单核细胞	巨细胞病毒(CMV)感染
$\geqslant 10^7$	CD4+、CD8+	输血相关性移植物抗宿主病(TA-GVHD)

(一)制备方法

去除白细胞的方法很多,其效果依据方法不同而异,过滤法由于滤除效果好,简单易行,适宜规模化开展,在血液成分分离制备中得到广泛采用。

血液过滤器有几十年的发展历史,经历了三代的发展,各种不同功能的过滤器相继问世,见表7-7。过滤器按其使用方式分两种:一种可供血液中心使用,另一种可供医院患者床边使用。前者为在线式白细胞过滤系统,在采集全血后即可对其过滤处理,减少了因保存过程中白细胞的破坏,以及炎症性因子的产生而带来的输血不良反应发生的风险。后者因过滤时间和效果的缺陷,一般不在医院进行操作。白细胞过滤器的操作步骤按生产厂家的要求和使用说明进行,将全血或悬浮、浓缩红细胞经白细胞过滤器过滤即制成相应的少白细胞全血和红细胞制剂。

表7-7 血液过滤器的历史发展

代数	材料	作用
第一代	孔径170~260μm的网状微聚体	去除大的微聚体颗粒,预防急性呼吸窘迫综合征(ARDS)
第二代	一类为孔径20~40μm的网状聚酯或塑料,另一类则是用柱状纤维或泡沫	类似筛截留细胞,吸附微聚体、细胞碎片,预防ARDS、FNHTR
第三代	聚酯纤维无纺布做高效滤芯材料	高效去除白细胞,还能从浓缩血小板中选择性去除白细胞

现以血站型白细胞过滤器为例介绍过滤器的使用步骤(实际操作时应严格按照生产厂家的操作说明书进行,并注意使用时间和温度)。

(1)检查白细胞过滤器外包装是否有破损,旁路夹、盐水夹及血袋夹是否完好,并关上旁路夹、盐水夹及血袋夹。

(2)轻轻摇动血袋并同生理盐水瓶一起挂到超净工作台的挂钩上。

(3)按无菌操作将白细胞过滤器的塑叉接上生理盐水瓶,钢针接上血袋。

(4)打开血袋夹,在血液的自身重力作用下,以 80~100 滴/分的流速自动流入白细胞过滤器下端血袋中。

(5)血液过滤完后,关上血袋夹,打开盐水夹,用 10~20 ml 生理盐水将过滤芯和管中残血冲洗到下端血袋中。

(6)关上盐水夹,打开旁路夹和血袋夹,将下端血袋中的空气排出。

(7)用高频热合机热合血袋导管。

(二)保存

目前采用过滤法的白细胞过滤器多为第三代产品,减除白细胞可达 99%,一般可使白细胞含量降低至 $1.0\times10^6\sim1.0\times10^5$/袋,红细胞回收率大于 90%,血小板回收率大于 85%。

悬浮少白细胞的红细胞制剂应保存在 4 ℃±2 ℃,含 CPDA-1、MAP、SAGM 保养液的红细胞保存期为 35 天,含 AS-1、AS-3、AS-5 保养液的红细胞保存期为 42 天。

浓缩少白细胞红细胞制剂应保存在 4 ℃±2 ℃,含 ACD-B、CPD 保养液的红细胞保存期为 21 天,含 CPDA-1 保养液的红细胞保存期为 35 天。

四、洗涤红细胞

洗涤红细胞(washed red blood cells,WRBC)是采用物理方式,在无菌条件下将保存期内浓缩红细胞或悬浮红细胞等制剂用生理盐水洗涤,去除绝大部分非红细胞成分,并将红细胞悬浮在生理盐水中。一般用生理盐水反复洗涤,可以降低白细胞和血小板含量,而且可进一步去除血浆蛋白,是一种去除白细胞与血浆蛋白的良好方法。制备洗涤红细胞时的血浆清除率应≥98%,白细胞清除率应≥80%,红细胞回收率应≥70%。

(一)制备方法

1. 封闭盐水联袋式洗涤法(手工法)

用三联盐水袋或四联盐水袋洗涤红细胞时,应使用无菌导管连接设备连接红细胞袋和盐水袋。

四联袋洗涤红细胞:四联袋为 4 个容积为 300 ml(或 350 ml)的单袋,用塑料管道相连无热源、无菌的密闭系统。每袋内装有 100~150 ml 注射用生理盐水,各袋之间用导管夹夹住,彼此不相通。

(1)将连接管与红细胞袋相连,使首袋内的盐水缓慢流入红细胞袋内,边加盐水边混合,混匀后将中间塑料管用导管夹夹住。

(2)将 5 个袋子按要求放入离心机内离心。

(3)离心后将血袋轻轻取出,悬挂于支架上或放入分浆夹中,把上清液和白膜层分别装入空袋中,热合并切断相连接的导管,弃去废液袋。

(4)依次反复洗涤红细胞至少 3 次。

(5)最后一次挤出上清液及残余白膜后灌入生理盐水,制成洗涤红细胞。

2. 开放式洗涤法

若无封闭盐水袋装置,可以用普通医用生理盐水,在百级超净台内连接洗涤。一般用生理盐水反复洗涤 3~6 次,洗涤红细胞除去白细胞和血小板等,血浆蛋白含量极少,制品中残存的血浆蛋白含量为原总蛋白的 1% 以下。

(1)三联塑料血袋采集全血或悬浮红细胞制剂。

(2)温度 22 ℃±2 ℃,离心力 1 740×g,离心 15 min。

(3)分出上层血浆至 2 号转移袋,白膜层和白膜层下 1~1.5 cm 厚的红细胞至 1 号转移袋,血袋中留下浓缩红细胞。将红细胞血袋与生理盐水袋连接,松开盐水袋塑料管上的止血钳。血袋内灌入生理盐水250～300 ml,混匀。

(4)温度4～6℃,离心力3 400×g,离心8 min。

(5)将血袋内洗涤液及剩余白膜层尽量挤入空塑料袋内。

(6)如此重复(3)(4)(5)步骤,反复洗涤3次,国内有报告洗涤4～6次。最后一次挤出洗涤液及剩余白膜后,灌入约等于红细胞量一半的生理盐水,配制成约为70%比容的红细胞悬液,封闭管口。

(7)一般洗涤3次即可移除99%以上的原有血浆和70%以上的白细胞,并保留80%以上的红细胞。

3. 机器洗涤法

自动细胞洗涤机采用全封闭系统,具有安全性好、洗涤时间短、洗涤质量高等优点。选择适用于血细胞洗涤设备所规定的储存期以内的红细胞制剂,按照细胞洗涤设备操作说明书进行洗涤制备。

(二)保存

手工洗涤红细胞可以去除红细胞制剂中80%～90%的白细胞和99%以上的血浆蛋白;使用机器洗涤后的红细胞制剂中,白细胞可减至$5×10^9/L$以下,几乎不含有任何血浆蛋白。

由于方法和条件不同,对洗涤红细胞的保存也不相同。国内规定,洗涤红细胞制剂的保存温度为2～6℃,自制备好后尽早输注,最好在6 h内输用,一般不超过24 h。

五、冰冻红细胞

冰冻红细胞(frozen red blood cells,FRBC)又称为冰冻解冻去甘油红细胞(frozen thawed deglycerolized red blood cells,FTDRBC),是采用甘油作为冰冻保护剂深低温保存,根据临床需要再进行解冻、洗涤去甘油处理的特殊红细胞制剂。冰冻红细胞是长期保存红细胞的一种理想方法。红细胞代谢速度取决于保存温度,若把保存温度降至使红细胞代谢率几乎停止时,则红细胞代谢消耗少,从而可避免代谢毒性产物的积累,以达到延长红细胞保存期的目的。但是血液在 0 ℃以下会结冰,在细胞内外形成冰晶,破坏细胞内结构,使细胞外液渗透压升高,促进细胞脱水,最终引起细胞的解体死亡。因此必须在冰冻过程中加入防冻剂,一般常用的防冻剂根据它们能否穿透细胞膜分为两种:一是细胞内防冻剂,能自由地通过细胞膜,具有高溶解度及对细胞的低毒性。它们能与水形成氢键,从而有很高的溶解热,可降低溶液的冰点,增加不冻水量,如甘油、二甲基亚砜(DMSO)。二是细胞外防冻剂,保护作用与小分子类似(除了不能穿透细胞外),能使溶液的冰点降低,增加不冻水量,还可能影响冰的形成,如羟乙基淀粉(HES)、乳糖。冰冻红细胞常用防冻剂为甘油。

(一)制备方法

目前常用的主要有两种方法:高浓度甘油慢冻法和低浓度甘油超速冷冻法。两种方法都以浓缩红细胞为材料。

1. 高浓度甘油慢冻法

甘油的最终浓度为 40%,红细胞冰冻及保存温度为 $-80\sim-70$℃。因输注前洗脱甘油的方法不同,可分为盐水洗涤法和糖浆洗涤法。

(1)盐水洗涤法。

制备工艺流程:

ACD 或 CPD 抗凝全血 200 ml

↓ 采血后 2～6 天内离心分浆

浓缩红细胞约 100 ml(转入专用的三联袋内)

↓ 加入 160 ml 甘油试剂
(平均 10 ml/min,加到 1/3 后可稍快)

甘油化红细胞(在室温平衡 20～30 min)

↓ −80 ℃ 低温冰箱冻存

冷冻保存红细胞

↓ 在 37～40 ℃ 水浴解冻

解冻红细胞(经 3 次洗涤)

用具:40 ℃水浴箱、酒精灯、75％酒精、棉球、止血钳、消毒剪、火柴、总上清容器(大烧杯)、分浆夹、9％ NaCl 1 袋、706 代血浆(羟乙基淀粉 40 氯化钠注射液)1 瓶、生理盐水 2～3 袋、不锈钢支架、挂钩。

1)甘油化:向 200 ml 全血分离后的浓缩红细胞内加入 57.1％甘油溶液 160 ml,加入甘油的速度要先慢后快,在 15～20 min 内加完(10 ml/min 约 120 滴/min)同时不断振荡,在室温平衡约 0.5 h 后,放入−80 ℃低温冰箱保存。甘油试剂配方见表 7-8。

表 7-8 冰冻红细胞用冷冻液配方 1

组分	浓度
甘油	57.1％
乳酸钠	0.14 mol/L
氯化钾	5 mmol/L
磷酸氢二钠	5 mmol/L

2)解冻:于输注前将贮存的冰冻红细胞从低温冰箱取出,放入 37～40 ℃恒温水浴中缓慢摇动,融化到全部解冻。

3)1740×g,12 min,4 ℃离心冰冻红细胞,挤出上清液。

4)洗涤脱甘油:先加入 9％ NaCl 80 ml,速度 10 ml/min,同时振摇,加完后平衡 5 min,以同前速度再加 706 代血浆 100 ml,离心 1740×g、

7 min,4℃,去上清液;加入706代血浆100 ml,再加0.9% NaCl 150～200 ml,离心力3 400×g,离心9 min,去上清液;加入0.9% NaCl 150～200 ml 混匀红细胞,离心力3 400×g,离心9 min,去上清液;最后快速加入0.9% NaCl 100 ml 混匀制成红细胞悬液供临床输注。同时留配血液标本:导管20 cm。

(2)糖液洗涤法:又名团聚法,原理为存在于血浆中的γ球蛋白与红细胞膜上的脂蛋白在pH 5.2～6.1时发生可逆性结合,当加入非电解质(如果糖、葡萄糖、蔗糖等)时,由于离子强度减小,离子间引力减小,与脂蛋白结合的球蛋白之间又可结合,使红细胞聚集成团块沉下来。当加入电解质(如生理盐水)时,离子间引力增加,可使球蛋白之间的结合断开,或升高pH,也可使γ球蛋白与红细胞膜上的脂蛋白之间的结合断开,因此红细胞又呈悬浮状态。

1)甘油化:向200 ml全血分离后余下的100～120 ml红细胞中缓慢加入等容积的甘油化试剂,大约10 min,并不断搅拌,室温平衡约0.5 h后放入-80℃低温冰箱保存。甘油试剂配方见表7-9。

表7-9 冰冻红细胞用冷冻液配方2

组分	浓度
甘油	79.2%
葡萄糖	8.0%
果糖	1.0%
EDTA·Na_2	0.3%

2)解冻:同盐水洗涤法。

3)洗涤脱甘油:边搅拌边加入与甘油化红细胞等体积的50%的葡萄糖,再加入蔗糖溶液,等红细胞聚集沉淀后去除上清液。再用10%蔗糖溶液500 ml反复洗涤2次后去除上清液。加入生理盐水混匀,离心去除上清液。再加入生理盐水100 ml制成细胞悬液,并检测上清液血红蛋白合格后,方可供临床输注。

2. 低浓度甘油超速冷冻法

该方法由美国纽约血液中心 Rowe 首先创立。在浓缩红细胞中加入等体积甘油化试剂,快速(1.5~2.0 min)冷冻并保存在 −196 ℃ 液氮中。输注前从液氮中取出,立即在 45 ℃ 水浴中振荡快速解冻,利用细胞分离机或标准离心机分次洗涤,加入 16% 甘露醇生理盐水 300~350 ml 离心去上清液,加入 0.9% NaCl 或 0.2% 葡萄糖生理盐水 1 000~2 000 ml 离心去上清液。加等体积的 0.9% NaCl 或 0.2% 葡萄糖生理盐水悬浮。甘油试剂配方见表 7-10。

表 7-10 冰冻红细胞用冷冻液配方 3

组分	浓度
甘油	28%
甘露醇	3%
NaCl	0.65%

(二)保存

冰冻红细胞的最大优点是可以长期保存,高浓度甘油冷冻的红细胞可以保存 3 年;低浓度甘油超速冷冻的红细胞可以保存 10 年以上。高浓度甘油冷冻的红细胞在 −80 ℃ 保存,使用超低温冰箱即可保存,该方法广为人们所接受。

一般冰冻红细胞洗涤后在 4 ℃±2 ℃ 保存,24 h 内输注。

六、年轻红细胞

年轻红细胞(young red blood cells,YRBC)是一种具有较多的网织红细胞、酶活性相对较高、平均细胞年龄较小的红细胞成分。年轻红细胞的存活期明显长于成熟红细胞,半存活期为 44.9 天,而成熟红细胞仅为 29 天。国外大多用血细胞分离机制备,国内用离心结合手工分离方法进行制备。

(一)制备方法

红细胞在成熟衰老过程中细胞体积逐渐变小、密度变大,而年轻红细胞则比老年红细胞体积大、重量轻,根据这一点采用离心法制备年轻红细胞。

1. 离心、特制挤压板法

采集全血 400 ml 置于三联袋主袋内,可选择 $1670×g$、$1960×g$、$2280×g$ 离心力分别离心 5 min。将离心后的主袋放在特制挤压板上,先分出上层血浆,再分离红细胞袋上层约 100 g 的红细胞至收集袋,即可获得 2 个单位年轻红细胞。

2. 离心分离钳法

采集全血 400 ml,24 h 内以 4 ℃、$2900×g$ 离心 10 min,去除上层 200 ml 血浆,其余部分血浆与红细胞充分混匀,移入长方形无菌空袋,并置于离心桶内以 4 ℃、$3500×g$ 离心 30 min。用分离钳将红细胞上层 45% 和底部 55% 分开,将上部的红细胞与白膜和部分血浆混匀,移入另一无菌空袋,即为 2 个单位年轻红细胞,余下为 1 个单位年老红细胞;将 100 ml 保存液分别移入年轻红细胞和年老红细胞各 50 ml。

3. 血细胞分离机法

把浓缩红细胞引入分离机的加工袋中,用生理盐水洗涤红细胞 2 次,再收集最先流出的红细胞,收集量为原来的一半,即为年轻红细胞。用 Aminco 和 IBM 2997 型连续流动血细胞分离机制备,离心速度为 650~700 r/min,全血流速 60 ml/min,收集速度为 5 ml/min,收集位于紧靠白膜层下的红细胞,所得年轻红细胞的平均年龄为 30 天。

(二)保存

年轻红细胞主要由网织红细胞和年龄较轻的红细胞组成,平均年龄为 30~40 天,输入患者体内可相对延长红细胞存活期,因此对长期依赖输血的贫血患者、重型珠蛋白生成障碍性贫血的患者疗效较好。

年轻红细胞制剂的保存与全血相同,温度为 2~6 ℃。含 ACD-B、

CPD 保养液的年轻红细胞保存期为 21 天,含 CPDA-1 保养液的年轻红细胞保存期为 35 天。

七、辐照红细胞

辐照红细胞(irradiant red blood cells,IRBC)是用射线照射灭活活性淋巴细胞的红细胞制剂,用来预防输血相关性移植物抗宿主病(transfusion-associated graft-versus-host disease,TA-GVHD)的发生。国外应用 γ 射线照射血液日益增多,有的国家应用率已高达 95%。

1. 辐照红细胞的制备

血液制剂的辐照剂量以其对被照射物质的吸收剂量来计算,吸收剂量取决于照射量。一般吸收量以 rad 或 Gy(戈瑞)为单位,1 Gy=100 rad=100 cGy。血液制剂的最佳辐照剂量标准是完全消除供血者淋巴细胞的有丝分裂能力而不破坏其他血液细胞功能。

美国血库协会(AABB)曾推荐的最低剂量标准是 15 Gy,但照射后仍有残余活性淋巴细胞存在。25 Gy 照射后几乎没有淋巴细胞的增殖反应。1993 年,FDA 把照射中心的靶剂量定为 25 Gy,其他部位的剂量不得低于 15 Gy。欧洲学术委员会制定的照射剂量范围是 25~40 Gy,英国规定的剂量范围是 25~50 Gy。我国要求的照射剂量为 25 Gy。

血液制剂的最佳辐照剂量不尽一致。一般认为,辐照应使淋巴细胞的反应抑制率大于 95%。辐照剂量的加大,虽可提高抑制率,但对血液其他成分如红细胞和血小板功能的影响增加。实际操作时应按照不同厂家提供的辐照仪说明书要求进行。

2. 保存

美国 FDA 规定红细胞辐照后保存期不超过 28 天,最好尽快输注,输后体内恢复率应>75%;红细胞制剂保存的总时间不能超过未辐照的红细胞制剂保存期。欧洲会议则推荐红细胞的辐照应在采血后 14 天内进行,并且辐照后红细胞的保存期应在辐照后 14 天内。我国还未修订血液制剂制备与保存标准,可依照国外标准执行。通常情况下,血液辐照后宜尽快使用,不宜长时间贮存。

辐照对血液各种成分的影响,国内外已有较多研究。血液成分辐照所面临的问题主要包括输血时间延迟、费用提高、辐照失败、红细胞成分的离子升高和寿命缩短、红细胞回收率降低,以及使用放射源如 ^{137}Cs 所面临的防护等安全问题。在合适的辐照剂量和条件下,各种血液成分均可进行辐照,达到灭活血液制剂中淋巴细胞的活性并保留各种有效成分的目的。红细胞悬液经辐照后,对红细胞的功能有一定影响,随时间延长,红细胞 2,3-DPG、ATP、pH 的变化不大,但 K^+ 含量在一周内迅速升高。

(张春霞　王启凤　许运堂　刘巧玲
孙琳　何浩明　张树敏)

第三节　血小板的制备和保存

　　血小板是血液有形成分中相对密度最小的一种细胞组分,相对密度约为 1.040,用离心法可以从血液中分离血小板。目前血小板制剂的制备方法有两种:一种是手工法,制备出的血小板为浓缩血小板制剂,并可进行多人份汇集保存和输注;一般将从献血者采集的 200 ml 或 400 ml 全血进行离心分离后用手工挤压分离出血小板制剂,也可采用一种全自动血液成分分离机进行体外血液分离,得到浓缩血小板制剂。另一种方法是用血细胞分离机从单一献血者体内进行直接采集,制备的血小板称为单采血小板,可从单一献血者采集 1 个或 2 个成人治疗剂量的血小板。美国规定,1 个治疗剂量为 $3.0×10^{11}/L$,我国规定 1 个治疗单位(剂量)为 $\geqslant 2.5×10^{11}/L$。无论使用哪种方式采集的血小板均可进行进一步处理,以获得更高质量和安全的血小板制剂,如去除白细胞、病毒灭活、辐照等处理,可得到相应的血小板制剂。

一、浓缩血小板

　　浓缩血小板(platelet concentrated,PC)制剂是将室温保存的多联袋内的全血,于采血后在一定时间内(通常为 6 h 内)在 20～24 ℃的全封闭条件下将血小板分离出来并悬浮在血浆内所制成的成分血。已有研究表明,全血采集后室温(20～24℃)放置后再制备血小板,可得到更高产率。如果用400 ml全血来分离制备,要达到1个成人治疗剂量,需要约5袋全血,经白细胞滤除处理汇集而成。制备浓缩血小板有三种模式:一种为富血小板血浆法(PRP),新鲜采集的全血于4～6 h内分离PRP,再进一步分离为浓缩血小板(PC);另一种为白膜法,从白膜中经第2次离心后提取血小板,将5～6袋同型白膜和血浆用无菌接驳机串联起来,并过滤后汇集成1个单位浓缩血小板。美国多采用PRP法,欧洲则多用白膜法。在我国,两种方法均有采用。还有一种方法为机分法,即采集全血后,用专业血细胞分离机分离浓缩血小板。

(一)浓缩血小板的制备

1. 白膜法

(1)将全血采集至四联袋内。

(2)将400 ml全血放入离心杯内平衡后,温度控制在0～24℃,离心力3 100×g,离心10 min。

(3)把离心后的主袋置于分浆夹内,分出上层血浆至第2袋,留下20～30 ml血浆,然后将剩余血浆连同白膜层及白膜层下1.5 cm的红细胞(约60 ml)挤入第3袋,夹住第2、第3袋之间的塑料管。

(4)将第4袋内的红细胞保存液加入主袋内,使之与主袋内的红细胞混匀,热合封闭并切断连接主袋与第2袋之间的塑料管。

(5)将第3、第4袋置于20～24℃轻度离心280×g,离心6 min,使红细胞和白细胞下沉。

(6)第3袋上层悬液挤入第4袋即为血小板浓缩液。

2. PRP法

(1)用三联袋或四联袋采集全血至主袋内。

(2)采集后4～6 h内,于20～24℃轻度离心,以离心力1 100×g离心7 min或700×g离心10 min,使红细胞、白细胞基本下沉,大部分血小板因相对密度较小而保留于血浆中,为PRP层,可获得全血中70%

以上的血小板。

(3) 将上层 PRP 分入转移空袋内。

(4) 把末袋内的红细胞保存液加入主袋浓缩红细胞内,用热合机热合切断主袋与末袋之间的连接塑料管。

(5) 把装有 PRP 的次空袋协同另一转移袋重度离心,温度控制在 20~24 ℃,离心力 3 400×g,离心 10 min,使血小板下沉于底部。

(6) 分离上层少血小板血浆入转移袋内。留下 40~60 ml 血浆即为制备的浓缩血小板,可获得全血中 60% 以上的血小板。

(7) 在 20~24 ℃ 静置 1~2 h,使血小板自然解聚重新悬浮形成悬液,放入 20~24 ℃ 血小板振荡器中保存。

3. 机分法

(1) 将全血采集至四联袋主袋内。

(2) 将 400 ml 全血放入离心杯内平衡后,温度控制在 20~24 ℃,离心力 2 100×g,离心 14 min。

(3) 开启血细胞分离机的电脑,启动分离血小板的程序,按仪器操作说明进行。

(4) 分离结束后,取下分离好的悬浮红细胞和血浆袋热合,同时取下富有血小板层挤入 2 号转移袋进行第 2 次离心,离心力 280×g,离心 10 min,温度控制在 20~24 ℃。

(5) 将第 2 次离心后的血袋置于悬挂架上,进行分离,取下分离好的血小板,热合称重,一般为 80~90 ml。

(二) 浓缩血小板的保存

浓缩血小板(PC)均可在 20~24 ℃ 振荡条件下保存数天,依据所使用的血小板专用保存袋而定,国外一般可保存血小板 5 天,国内可保存 1~5 天。

国外常采用多人份汇集浓缩血小板并进行白细胞过滤的方式,汇集后浓缩血小板制剂的保存期在美国规定为 4 h,欧洲为 6 h。我国虽未有明确规定,但汇集的多人份浓缩血小板制剂仍应尽早使用,保存期不得超过24 h。

PC 的质量还与保存介质有一定关系,通常情况下,制备 PC 采用血浆作为保存介质,近年来欧洲等国家开发出合成的无机盐溶液作为血小板添加液(PASs),一方面可以替代 PC 中 2/3 的血浆,减少输注血浆蛋白所导致的输血不良反应,延长血小板的保存期;另一方面可为病毒灭活技术提供更好的处理平台(几种常见的 PASs 配方见表 7-11)。PASs 于 1980 年首先被开发出来,随后逐渐进行改进。使用 PASs 对血小板保存质量和患者输注均有益。一些 PASs 会导致 PC 的产率降低,保存期缩短,以及输注后血小板计数增加值降低。许多新配方避免了这些缺陷,这些配方使用名称各异,有人建议进行统一命名(PASs 分类及其组分见表 7-12)。绝大多数 PASs 使用醋酸作为血小板的营养剂,血小板在氧化代谢过程中会产生碳酸氢盐,醋酸可起到缓冲作用。一些 PASs 使用葡萄糖,则可能由于代谢过程产生乳酸,对保存浓缩血小板的 pH 维持起到不利影响。还有一些配方加入其他一些缓冲物质,如磷酸盐,起维持中性 pH 的作用。研究发现,镁和钾离子对血小板活化起抑制作用。相对于血浆介质,缺少镁离子和钾离子的 PASs 对浓缩血小板的保存时间明显缩短,加入这两种离子后,PC 的保存期与血浆介质的保存期相似,甚至更长。目前,采用 PASs 可以替代 70% 的血浆,进一步的研究需寻找更好的配方、减少血浆比例,以及更有利于病原体灭活,同时还需进行大量的临床应用评估。国外已有商品化的手工血小板制备耗材,包括进行白细胞去除和核黄素/光化学法病毒灭活处理,血小板的质量已达到机采血小板的水平,使临床血小板制剂的使用更为安全、有效。国内还未有成功上市的 PASs 及其病毒灭活处理系统。

表 7-11 几种常见的 PASs 组成(mmol/L)

类型	PAS-2	PAS-3	Plasmalyte A
氯化钠	115.5	77.0	99.0
氯化钾			5.0
氯化镁			3.0

续　表

类型	PAS-2	PAS-3	Plasmalyte A
枸橼酸钠	10.0	12.3	
磷酸钠		28.0	
醋酸钠	30.0	42.0	27.0
葡萄糖酸钠			23.0

表7-12　PASs分类及其组分

组分	柠檬酸	磷酸	醋酸	Mg	K	葡萄糖酸盐	葡萄糖	其他名称（商品或文献命名）
PAS								
PAS-A	√	√			√			PAS(1)
PAS-B	√		√					PAS-Ⅱ, PAS-2, T-Sol, SSP
PAS-C	√	√	√					PAS-Ⅲ, PAS-3, Intersol
PAS-D			√	√	√	√		Composol PS
PAS-E		√	√	√				PAS-Ⅲ M, SSP+
PAS-G	√	√	√	√	√		√	

血小板的保存方式还有4℃低温保存和冰冻保存等，但这些方式迄今为止还未正式得到我国卫生行政部门的批准，应用有限。

二、单采血小板

使用血细胞分离机采集献血者的血小板所制成的血小板制剂，称为单采血小板制剂。由于单采血小板是从单一个体用全自动血细胞分离机采集而来的，通常又称机采血小板。单采血小板制剂应用广泛，具有纯度高、质量好等优点，可以从单个献血者体内采集1~2个成人治疗剂量的血小板（$\geqslant 3.0\times 10^{11}$血小板），且要求去除白细胞。欧洲规定每份单采血小板制剂中白细胞残留量必须$\leqslant 5.0\times 10^6$，美国单采血小板中白细胞残留量几乎$\leqslant 1.0\times 10^6$。

(一)单采血小板对献血者的要求

献血者除符合捐献全血的全部体检要求外,还需符合以下要求:

(1)采前血小板计数$\geqslant 150\times 10^9/L$,血细胞比容$>38\%$。血小板计数$\geqslant 300\times 10^9/L$时,可以采集2个血小板治疗剂量($\geqslant 6.0\times 10^{11}$血小板)。

(2)单采血小板采集过程需要持续$1\sim 1.5\ h$,要求献血者静脉必须充盈良好。

(3)献血前1天最好多饮水,当天必须吃早餐,宜清淡饮食,如稀饭、馒头。

(4)要求献血者在献血前1周不得服用阿司匹林、吲哚美辛(消炎痛)、保泰松、布洛芬、维生素E、双嘧达莫(潘生丁)、氨茶碱、青霉素及抗过敏类药物。

(5)单采血小板献血间隔时间为1个月。

(二)采集血小板

血细胞分离机通常分为两类:连续性血细胞分离机和非连续性血细胞分离机。连续性血细胞分离机以美国百特(Baxter)为代表的CS3000 Plus和Cobe公司的Spectra,用机器采集出献血者血液,通过离心分离出需要的成分,并将不需要的部分回输给献血者,整个过程连续不断进行,机器与献血者之间有两条管道相通,一根为采血管,另一根为回输管。非连续性血细胞分离机以美国血液技术公司(Haemonetics)的V-50、MCS和PCS Plus等为代表,用机器先采集出全血后,通过离心分离出需要的血液成分,再将不需要的成分回输给献血者。机器上只需要一根管道与献血者相连,既用于血液采集,又用于血液回输。不同型号的血细胞分离机,具有不同的操作程序,应根据仪器厂商的操作说明进行,严格执行各型血细胞分离机的使用规程,选择血小板采集程序并设定相应的参数。采集完后,取出产品轻轻摇动$3\sim 5\ min$,使血小板解聚并混匀,贴好标签,放入血小板保存箱保存。美国规定1个单位

(1个治疗剂量)单采血小板计数应≥$3.0×10^{11}$。我国规定1个单位单采血小板计数应≥$2.5×10^{11}$/袋,白细胞混入量≤$5.0×10^8$/袋,红细胞混入量≤$8.0×10^9$/袋。

(三)单采血小板的保存

保养液为ACD-A及经开放和/或采用普通血袋的单采血小板(125~200 ml)保存期为24 h,未经开放处理并采用血小板专用保存袋的单采血小板(250~500 ml)保存期可达5天。

血小板的保存方式还有4℃低温保存和冰冻保存等,但这些方式还未得到广泛应用。

三、辐照血小板

辐照对血液成分有一定影响。血小板辐照处理采用的辐照剂量与辐照红细胞一致。辐照对血小板功能的影响很小,允许血小板可在有效保存期内任何时间以50 Gy以下剂量辐照。血小板辐照后宜尽快使用。

(刘巧玲　王启凤)

第四节　血浆的制备和保存

血浆是指抗凝全血经离心去除细胞有形成分后的淡黄色液体,含有水、电解质和蛋白质,主要是白蛋白、免疫球蛋白和各种凝血因子(表7-13)。血浆可由单采或经全血制备其他成分(如RBC和PC)时分离出来。目前国内常用的血浆制剂,根据制备方法及来源的不同分为新鲜冰冻血浆和普通冰冻血浆,根据采集和处理方式不同还有单采血浆和病毒灭活血浆等。由于我国全血采集多在街头无偿献血车、献血屋或者非固定地点进行,采集后还需进行运输、白细胞过滤、浓缩血小板制备、血浆病毒灭活和冷沉淀制备等处理,实际上无法保证新鲜冰冻血浆制备的条件要求,因此,我国大多数血液中心或血站系统供应的血浆多为普通冰冻血浆。

表 7-13 人体血浆中的蛋白组分

主要蛋白	相对分子质量	含量(mg/L)
白蛋白	68 000	40 000
免疫球蛋白 G	150 000	12 500
蛋白酶抑制剂		
α2-巨球蛋白	815 000	2 600
α1-抗胰蛋白酶	52 000	1 500
C1 酯酶抑制物	104 000	170
抗凝血酶	58 000	100
肝素辅因子 II	65 000	100
α2 抗纤维蛋白溶酶	69 000	70
蛋白酶		
血管性血友病因子裂解蛋白酶 ADAMTS13	190	1
纤维活性相关蛋白		
血纤维蛋白溶酶原	92 000	200
富含组氨酸糖蛋白	75 000	100
凝血因子与抗凝蛋白		
纤维蛋白原	34 000	3 000
纤维连接蛋白	250 000	300
凝血酶原	72 000	150
因子 XIII	320 000	30
蛋白 S	69 000	29
vWF(单体)	220 000	10
因子 IIa	72 000	150
因子 X	59 000	10

续　表

主要蛋白	相对分子质量	含量(mg/L)
因子Ⅴ	286 000	7
因子Ⅺ	80 000	5
因子Ⅸ	57 000	5
凝血因子与抗凝蛋白		
因子Ⅻ	76 000	40
蛋白 C	57 000	4
因子Ⅶ	50 000	0.5
因子Ⅷ	330 000	0.3
细胞因子		
IL-2	15 000	痕量
G-CSF	20 000	<30 pg/ml
促红细胞生成素	34 000	0.3 μg/L

一、血浆制剂的制备

1. 新鲜冰冻血浆

在全血采集后 6 h(全血保养液为 ACD)或 8 h(全血保养液为 CPD、CPDA-1)内,在全封闭的条件下,将分离出的新鲜液体血浆速冻并保存于－20 ℃以下冰箱内即为新鲜冰冻血浆。可用二联袋、三联袋和四联袋来制备。

(1)二联袋制备浓缩红细胞:将全血在 4 ℃±2 ℃经第 1 次强离心(离心力为 5 000×g,离心 7 min),用分浆夹将血浆分入空的转移袋,热合连接,将血浆立即放入－50 ℃速冷箱内快速冷冻,再把血浆放入－20 ℃冰箱冷贮。

(2)三联袋制备悬浮红细胞:将全血在 4 ℃±2 ℃经第 1 次强离心,将血浆分入第 2 袋;将第 3 袋红细胞保养液加入第 1 袋;血浆再经第 2

次强离心,上清血浆分入第3袋中,立即速冻并冷贮。

(3)三联袋制备红细胞、浓缩血小板:将全血第1次轻离心(离心力为1220×g,离心5min),制备富含血小板血浆(PRP)和红细胞;热合分开红细胞袋后,再次将PRP袋强离心,制备血小板浓缩液和乏血小板血浆(PPP);将血浆立即速冻并冷贮。

(4)四联袋制备红细胞、浓缩血小板和白细胞:将全血经第1次强离心,将血浆分入第2袋;将含有一定量血浆及白膜分入第3袋;将第4袋红细胞保养液加入第1袋;第3袋及另一空袋再次轻离心,制成浓缩血小板;将血浆立即速冻并冷贮。

2. 普通冰冻血浆

(1)新鲜冷冻血浆保存1年以后,由于凝血因子活性的降低,可改为普通冰冻血浆。

(2)制备冷沉淀后所得的血浆在−20℃以下冰箱内冰冻保存,在我国也称其为普通冰冻血浆,但实际上这种类型的血浆中所含凝血因子很少,使用时应注意相对应的临床适应证。

国外对血浆制剂的分类,则按照采集、制备时间和血浆的性质,分为新鲜液体血浆或冰冻血浆,采集后24h制备的液体血浆(FP24h)或冰冻血浆(FFP24h),以及制备冷沉淀后的血浆等。

3. 单采血浆

利用血细胞成分分离机采集血浆,已成为采集血浆的一条重要途径。采集原理和方法与单采血小板类似。单采血浆可在6h内速冻并冷贮,制成新鲜冰冻血浆。

4. 病毒灭活血浆

分离制备或单采出的新鲜液体血浆可进一步采用病毒灭活和/或滤除白细胞等处理,以达到减少白细胞和灭活病毒的目的,提高血浆输注的安全性。目前,血液病原体灭活是输血领域的研究热点,但真正得到卫生行政部门批准使用的商业化产品并不多,国内广泛使用的仅有亚甲蓝光化学法血浆病毒灭活技术。亚甲蓝(MB)是一种光敏剂,可以与病毒的核酸以及病毒的脂质包膜相结合,在可见光的作用下发生光化学反应,使病毒核酸断裂、包膜破损,从而达到病毒灭活效果。MB法存在不足,只能灭活包膜病毒(如HBV、HCV、HIV等),而对非包膜病毒(如HAV、B19病毒等)无效;而且单一血袋中的各种凝血因子含量差异较大。光照处理后的血浆经病毒灭活装置配套用输血过滤器过滤可除去亚甲蓝和绝大部分白细胞,因此,病毒灭活血浆在进行病毒灭活的同时,还滤除了白细胞。

二、血浆制剂的保存

新鲜液体血浆和新鲜冷冻血浆含有全部凝血因子,包括不稳定的第V因子和第Ⅷ因子。在我国,一般不将新鲜液体血浆直接提供给临床使用,而是将新鲜液体血浆速冻保存为新鲜冰冻血浆。新鲜冰冻血浆于−20℃以下冰箱内保存期可达1年,其后可转为普通冰冻血浆,保存期为4年。病毒灭活血浆的保存与普通冰冻血浆相同。冰冻血浆应轻拿轻放,可放入塑料袋内并用纸盒包装后保存。

冰冻血浆使用前于37℃水浴中迅速融化,防止纤维蛋白析出。融化后的血浆应立即经输血滤网过滤输注。融化后的血浆不应再冰冻保存。普通液体血浆因制备处于非封闭状态,在4℃±2℃冷藏箱内可暂存,24 h内必须输用。

(张春霞　许运堂　何浩明　张树敏)

第五节　冷沉淀的制备和保存

冷沉淀是新鲜冰冻血浆在1~5℃条件下不溶解的白色沉淀物,它是由美国女科学家Pool博士在1964—1965年发现的,其被加热至37℃时呈融解的液态,主要含有第Ⅷ因子、纤维蛋白原、血管性血友病因子(vWF),以及纤维连接蛋白等成分。

一、冷沉淀的制备方法

1. pool 方法

将新鲜冰冻血浆在 4 ℃冰箱或恒温冷室内过夜,血浆融化后,袋子底部不融化的白色胶状物,即为冷沉淀。

2. 水溶融化法

(1)将新鲜冰冻血浆从冰箱取出,置于室温下 5 min,双联袋间连接的塑料管变软后,用金属棒把原料浆袋上端小孔串联在一起,10 袋(或 20 袋)为一组,悬吊在水浴槽的摇摆架上(空袋用金属钩悬挂在水浴槽的上方)。向水浴槽中加入自来水和相应量的温水或冰块,将温度调至 16 ℃。当加入血浆袋后,启动摇摆装置,使血浆袋在水浴中摇摆约 30 min 后,将温度调至 4 ℃。若发现温度降至 3 ℃以下,加适量温水,使其维持在 4 ℃。当血浆袋内血浆全部融化时(所需时间 60～90 min),加足够量的冰块,使水浴温度降至 0～2 ℃。

(2)融化后的血浆袋于 2 ℃±2 ℃,以离心力 2 500×g 离心 15 min,使冷沉淀下沉于塑料袋底部。

(3)离心后立即将上层血浆(少冷沉淀血浆)分入空袋内,留下 20～30 ml 血浆与冷沉淀于袋内,即为冷沉淀制剂。

(4)将制备好的冷沉淀置于-18 ℃以下冰箱贮存。

3. 虹吸法

取出新鲜冰冻血浆,置室温下 5 min,待双联袋间连接的塑料管变软后进行制备。将新鲜冰冻血浆置于 2～6 ℃恒温水浴槽中,浸没于水中。另一空袋悬于水浴槽外,且位置低于新鲜冰冻血浆袋,两袋之间形成一定的高度落差。新鲜冰冻血浆融化时,上清血浆随时被吸入空袋中,冷沉淀遗留在新鲜冰冻血浆中。待融化后仅有 15～30 ml 冷沉淀和血浆时,将冷沉淀和冷上清袋之间的导管热合分离。

二、冷沉淀的保存

冷沉淀制备完成后,应在 1 h 内迅速冻结,保存温度应不低于

−18℃。保存期为自采集日起12个月。冷沉淀融化后应尽早输注,因此,冷沉淀不宜在血液中心或血站融化,应在医院临用前于37℃水浴中融化,融化后尽快使用或室温保存6 h内输注,不可再次冰冻或冷藏。冷沉淀发出和运输时应注意保温,使其维持冰冻状态。冷沉淀也可在冰冻干燥后于冷藏箱中保存,保存期为2年。

(刘忠伦　徐承来)

第六节　粒细胞的制备和保存

粒细胞是指血液中的中性粒细胞、嗜碱性粒细胞和嗜酸性粒细胞等细胞的总称。临床输注的白细胞主要是粒细胞。制备粒细胞常用的方法是单采法。单采法就是用血细胞分离机从1位献血者1次单采获得足够输注量的粒细胞,即$(1.5\sim3.0)\times10^{10}$个粒细胞,由于从正常献血者不易采集足够量的粒细胞,美国血库协会提出用粒细胞集落刺激因子诱导自体献血者,使其外周血粒细胞升高,每次单采可获得10×10^{10}的粒细胞,并证明采集的粒细胞输注后体内恢复与存活率很好。实验表明,骨髓中贮存的粒细胞为循环中粒细胞的10~15倍,采集粒细胞后骨髓与边缘池中的粒细胞很快进入外周循环,因此献血者外周血中粒细胞并不会明显降低,大量采集粒细胞并不影响献血者的健康。

一、粒细胞的制备

采用血细胞分离机制备,一位献血者1次单采可以获得足够输注量的粒细胞,即$(1.5\sim3.0)\times10^{10}$个粒细胞。粒细胞的相对密度(1.090)和红细胞的相对密度(1.096)比较接近,用离心法分离比较困难。常用红细胞沉淀剂——羟乙基淀粉(HES)使红细胞加速沉降以提高粒细胞的收集量。

粒细胞的采集应严格按照不同厂家的仪器说明来进行。

单采粒细胞时还应注意:献血者应符合国家对献血者的体检标准和血液检验标准要求,献血者还应检测血红蛋白含量,男性≥120 g/L,

女性≥110 g/L;外周血白细胞计数(4～10)×10^9/L;外周血血小板计数应≥150×10^9/L,血小板直方图表现为血小板体积在2～20 fL,且大小一致;血细胞比容≥0.33。根据献血者情况可选择性给予皮质类固醇和/或粒细胞集落刺激因子以增加外周血白细胞计数。

二、粒细胞的保存

细胞采集后应尽快输注,不适于贮存。粒细胞的保养液为枸橼酸三钠和红细胞沉淀剂(如羟乙基淀粉)的混合液体,容量为150～500 ml,静止放置在20～24 ℃下,保存期为24 h。粒细胞的最佳保存期为20～24 ℃不超过8 h。

血细胞分离机采集的粒细胞中会混杂一些红细胞,输注前必须与患者血液进行交叉配型实验,阴性者方能输注。粒细胞内含有一定量的淋巴细胞,用于杀灭细菌和抵抗感染的治疗时,输前必须经γ或X射线辐照杀灭淋巴细胞。

(何浩明 吕晶晶)

第八章 临床输血

第一节 全血输注

全血(whole blood)是指将人体一定量的血液采集至含有抗凝保存液的血袋中,不做任何加工形成的一种混合物。我国规定200 ml全血为1个单位。全血的有效成分主要是红细胞、血浆蛋白和部分稳定的凝血因子,其主要功能是载氧和维持渗透压。目前全血主要作为分离血液成分的原料,各种纯度高、疗效好的血液成分制品已基本上取代了全血的临床应用。

一、适应证

临床需用全血的情况并不多见,应严格掌握全血输注的适应证:①主要是同时需要补充红细胞和血容量的患者,如各种原因引起的急性失血量超过自身总血容量30%的患者:产后大出血、大手术或严重创伤时,患者丧失大量血液,红细胞和血容量明显减少,当失血量超过自身总血容量的30%,并伴有明显的休克症状时,在补充晶体液和胶体液的基础上,可输注全血。②全血置换,特别是新生儿溶血病患者,经过换血后可除去胆红素、抗体及抗体致敏的红细胞。

二、禁忌证

(1)心功能不全或心力衰竭的贫血患者,以及婴幼儿、老年人、慢性病体质虚弱者。

(2)需要长期或反复输血的患者,如再生障碍性贫血、海洋性贫血、阵发性睡眠性血红蛋白尿和白血病等患者。

(3)对血浆蛋白已致敏,如缺IgA而已产生抗IgA的患者,对血浆内某种反应原敏感的患者。

(4)由于以往输血或妊娠已产生白细胞或血小板抗体的患者。

(5)血容量正常的慢性贫血患者。

(6)可能施行造血干细胞移植及其他器官移植患者。

(7)适用于各种成分输血的情况均应视为全血输注的相对禁忌证。

三、剂量及用法

(一)剂量

剂量视病情而定,需根据输血适应证、年龄、患者的一般状况,以及心肺功能等决定。60 kg 体重的成人每输入 1 个单位全血约可提高血红蛋白 5 g/L;儿童按 6 ml/kg(体重)输入,大约可提高血红蛋白 10 g/L。新生儿溶血病需要换血,应根据病情选择合适的血液成分制品,在采用全血进行换血治疗时,应注意掌握出入平衡。

(二)用法

全血输注时应用标准输血器,最好使用白细胞过滤器,特殊患者还应进行血液辐照处理,以减少输血不良反应。输全血的速度应根据患者的具体情况进行调整。通常,开始时输血速度应较慢,一般为 5 ml/min,数分钟后可适当调快,1 个单位全血多控制在 30~40 min 输完较适宜。严重急性失血患者输血速度可加快,婴幼儿、心功能不全者,以及老年患者输血速度应减慢。

四、注意事项

(一)全血不全

血液保存主要针对红细胞的特点而设计,在 4 ℃±2 ℃下只对红细胞有保存作用,而对白细胞、血小板及不稳定的凝血因子毫无保存作用。血小板需在 22 ℃±2 ℃振荡条件下保存,4 ℃静置保存有害;白细胞中对临床有治疗价值的主要是中性粒细胞,在 4 ℃保存最长不超过

8 h;凝血因子Ⅴ、凝血因子Ⅷ不稳定,需在 20 ℃以下保存其活性。全血中除红细胞外,其他成分均不浓、不纯、不足一个治疗量,因而疗效差。

(二)输注全血不良反应多

全血中的血浆可扩充血容量,故血容量正常的贫血患者输血量过大或输血速度过快可发生急性肺水肿。全血中的红细胞、白细胞、血小板和血浆蛋白等含有多种复杂的血型抗原,这些抗原进入体内可刺激人体产生相应抗体,以后再次输全血时,又会提供大量抗原,易发生输血不良反应。

(三)保存血比新鲜血更安全

梅毒螺旋体在 4 ℃±2 ℃保存的血液中存活不超过 48 h,疟原虫保存 2 周可部分灭活。另外,输血目的不同,新鲜全血的含义不一样:ACD 保存 3 天内及 CPD 或 CPDA 保存 7 天内的全血被视为新鲜血;补充凝血因子,至少当天的全血被视为新鲜血;补充血小板,12 h 内的全血被视为新鲜血;补充粒细胞,8 h 内的全血被视为新鲜血。

(四)尽量减少白细胞输入

尽量减少白细胞(尤其是淋巴细胞)输入患者体内已成为现代输血中的新观点,白细胞是血源性病毒传播的主要媒介物,一些与输血相关的病毒也可通过白细胞的偶然输入而传染,如巨细胞病毒(cytomegalovirus,CMV)、人类免疫缺陷病毒(HIV)、人类 T 淋巴细胞病毒(human T-cell lymphotropic virus,HTLV)等。各种血液成分中所含的白细胞数量见表 8-1。保存全血的白细胞尽管已经部分死亡,但残余的细胞膜仍有免疫原性,可以致敏受血者。临床上输注含白细胞的全血或血液成分,常可引起多种输血不良反应,包括发热性非溶血性输血反应(FNHTR)、血小板输注无效(platelet transfusion refractoriness,PTR)和 TA-GVHD 等。很多临床研究资料表明,非溶血性输血反应发生率的高低直接与人的白细胞含量多少有关。目前普遍认为,白细胞含量

小于 $5×10^6$ 时,即能有效防止非溶血性输血反应的发生。

表 8-1 每单位血液成分中的大约白细胞数量

血液成分	白细胞数量
全血	10^9
浓缩红细胞	10^8
洗涤红细胞	10^7
冰冻红细胞	$10^6 \sim 10^7$
过滤产生的少白细胞红细胞	$<5×10^6$
单采血小板	$10^6 \sim 10^8$
浓缩血小板	10^7
过滤产生的少白细胞血小板	$<5×10^6$

(刘巧玲 张春霞 张树敏)

第二节 红细胞输注

红细胞输注(red cell transfusion)是根据患者具体病情,选用不同类型的红细胞制剂进行输血治疗,其主要目的是补充红细胞,纠正贫血,改善组织供氧。红细胞输注是现代成分输血水平的最主要标志之一。在输血事业发达的国家和地区,红细胞输注率在95%以上。

临床上输注红细胞应根据患者的具体情况具体分析,不同患者对氧的需求存在显著的个体差异,血红蛋白浓度在决定是否需要输血中有重要的参考价值,但不是决定性指标,不可能仅凭某项实验室检查(如血细胞比容、血红蛋白浓度等)精确指导红细胞输注,应综合考虑患者的一般情况和创伤程度、手术类别、预计失血量及失血速度、贫血的原因及其严重程度、急缓、代偿的能力等因素,决定是否输注红细胞并选择合适类型的红细胞制剂。后者包括浓缩红细胞、悬浮红细胞、少白细胞红细胞、洗涤红细胞等。

一、悬浮红细胞输注

悬浮红细胞(SRBC)又称添加剂红细胞,是目前国内应用最广泛的红细胞制品。它是从全血中尽量移除血浆后制成的高浓缩红细胞,并加入专门针对红细胞设计的添加剂,使红细胞在体外保存效果更好,静脉输注流畅,一般不需要在输注前另外加生理盐水稀释。悬浮红细胞保存期随添加剂的配方不同而异,一般可保存 21~42 天。

悬浮红细胞的适应证广,适用于临床大多数需要补充红细胞、提高携氧能力的患者:①外伤或手术引起急性失血而需要输血者;②心、肾、肝功能不全需要输血者;③血容量正常的慢性贫血需要输血者;④慢性贫血儿童特别适合该制品。

二、浓缩红细胞输注

浓缩红细胞(CRBC)与全血相比,主要是去除了其中的大部分血浆,但具有与全血相同的携氧能力,而容量只有全血的一半,其中的抗凝剂、乳酸、钾、氨亦比全血中的少,用于心、肝、肾功能不全的患者较全血安全,可减轻患者的代谢负担。由于浓缩红细胞临床输注困难、无红细胞保存液,现在采供血机构已较少提供。

三、少白细胞红细胞输注

少白细胞红细胞(LRBC)是在血液采集后应用白细胞过滤器过滤去除白细胞后制备的红细胞制剂,白细胞清除率和红细胞回收率都很高,输血不良反应少,在发达国家已逐渐替代悬浮红细胞。输注该制品不能预防 TA-GVHD,因此有条件时仍应对血液成分制品进行辐照处理。

少白细胞红细胞主要用于:①需要反复输血如再生障碍性贫血、珠蛋白生成障碍性贫血、白血病等患者;②准备做器官移植的患者;③由于反复输血已产生白细胞或血小板抗体,引起非溶血性发热反应的患者。

四、洗涤红细胞输注

洗涤红细胞(WRBC)已去除80%以上的白细胞和99%的血浆,保留了至少70%的红细胞。输注该制品可显著降低输血不良反应的发生率。该制品宜在6h内输注,不宜保存,因故未能及时输用,只能在4℃保存12h。

洗涤红细胞主要用于:①输入全血或血浆后发生过敏反应的患者;②自身免疫性溶血性贫血患者;③高钾血症及肝、肾功能障碍需要输血的患者等。

五、冰冻红细胞输注

冰冻红细胞(FRBC)又称冰冻解冻去甘油红细胞(FTDRBC),是利用高浓度甘油作为红细胞冷冻保护剂,在-80℃下保存,需要使用时再进行解冻、洗涤去甘油处理后的特殊红细胞制剂,目前主要用于稀有血型患者输血。该制品解冻后应尽快输注。

六、辐照红细胞输注

辐照红细胞(IRBC)不是单独的红细胞制品,而是对各种红细胞制品进行辐照处理,杀灭有免疫活性的淋巴细胞后的制剂,以达到预防TA-GVHD的目的。辐照红细胞主要适用于有免疫缺陷或免疫抑制患者的输血、新生儿换血、宫内输血、选择近亲供血者血液输血等。

七、年轻红细胞输注

年轻红细胞(YRBC)大多为网织红细胞,其体积较大而密度较低,故可用血细胞分离机加以分离收集。它主要用于需要长期、反复输血的患者,使输血的间隔延长,减少输血次数,从而减少或延缓因输血过多所致继发性血色病的发生。

八、剂量及用法

(一)剂量

根据病情决定用量,成年患者如无出血或溶血,1个单位红细胞制剂可提高血红蛋白 5 g/L。原则上无须提高血红蛋白浓度至正常水平,能改善和满足组织器官供氧即可,通常提高血红蛋白浓度到 80～100 g/L。洗涤红细胞在洗涤过程中损失部分红细胞,输注剂量应比其他类型红细胞大一些。有人推荐儿童剂量所需要的血量(ml)=0.6×增加血红蛋白(g/L)×体重(kg);另有人认为,婴儿每千克体重输注红细胞 10 ml 可使血红蛋白浓度提高约 30 g/L。

(二)用法

根据病情决定输注速度,通常红细胞输注速度宜慢,不宜太快。成年人输注1个单位红细胞制剂不应小于 1 h,或按 1～3 ml/(kg·h)速度输注。心、肝、肾功能不全者,年老体弱者,新生儿及儿童患者,输注速度宜更慢,或按不超过 1 ml/(kg·h)速度输注,以免发生循环超负荷(circulatory overload),而急性大量失血患者应加快输血速度。输注红细胞制品中,除必要时可以加入生理盐水外,不允许在临床输注中加入任何药物。

(张春霞 刘忠伦 孙琳)

第三节 血小板输注

血小板输注(platelet transfusion)主要用于预防和治疗血小板数量或功能异常所致的出血,恢复和维持人体的正常止血和凝血功能。目前我国规定手工法由 200 ml 全血制备的浓缩血小板(PC)为 1 个单位,所含血小板数量应≥$2.0×10^{10}$;血细胞分离机采集的单个供血者浓缩血小板(single-donor platelet concentrates,SDPC)规定为单采血小板(apheresis platelets)1个单位(袋),即为1个治疗量,所含血小板数量应$\geqslant 2.5 \times 10^{11}$。手工分离的浓缩血小板、单采血小板于22℃±2℃振荡条件下分别可保存24 h和5天。手工制备的血小板混入的白细胞和红细胞较多,而单采血小板产量高、纯度高,白细胞和红细胞污染率低,输注后可快速提高血小板计数,能显著降低输注血小板无效的发生概率。

一、适应证

根据患者的病情、血小板的数量和功能,以及引起血小板减少的原因等因素综合考虑,决定是否输注血小板。据美国血库协会调查发现:超过70%的血小板输注是预防性的;只有不足30%为治疗性输注,用于止血目的。

1. 预防性血小板输注

预防性血小板输注(prophylactic platelet transfusion)可显著降低血小板计数低下患者出血的概率和程度,特别是减少颅内出血和内脏大出血的危险性,降低死亡率,具有显著的临床价值。若血小板计数低下并伴有血小板破坏或消耗增加的因素,如感染、发热、败血症、抗凝剂治疗、凝血功能紊乱(如弥散性血管内凝血)、肝衰竭等存在,发生出血的危险性则更大。因此,预防性血小板输注在血小板输注中占主导地位。但需注意,预防性血小板输注仅限于出血危险性大的患者,不可滥用。

各种慢性血小板生成不良性疾病(如再生障碍性贫血、恶性血液病、大剂量放疗或化疗后、造血干细胞移植后等)引起的血小板减少,应输注血小板使之计数提高到某一水平,防止出血。当血小板计数低于$5 \times 10^9/L$时,无论有无明显的出血,都应及时输注血小板,以免发生颅内出血。各种不同原因引起的血小板计数低于$20 \times 10^9/L$伴有严重出血者,应输注血小板。对血小板计数低下的患者,须进行手术或侵入性检查,血小板计数$\leqslant 50 \times 10^9/L$者须预防性输注血小板,同时应考虑手术部位(是否利于压迫止血)和手术的大小,脑部或眼部手术须提高血小板计数($>100 \times 10^9/L$)。

2. 治疗性血小板输注

治疗性血小板输注(therapeutic platelet transfusion)用于治疗存在活动性出血的血小板减少患者。

(1)血小板生成减少引起的出血。

(2)大量输血(massive transfusion)所致的血小板稀释性减少,血小板计数低于 $50×10^9/L$ 伴有严重出血者。

(3)脾肿大:正常人约 1/3 的血小板潴留于脾脏。若脾肿大,则脾潴留血小板增多。

(4)感染和弥散性血管内凝血(disseminated intravascular coagulation,DIC):严重感染特别是革兰阴性细菌感染者,血小板计数低是常见并发症,可能由于血小板寿命缩短,或骨髓造血受抑,或两者兼而有之。若血小板计数降低至极低水平并引起出血,则需输注血小板且起始剂量应加大。对于 DIC,首先应针对病因治疗。若是血小板计数降低引起的出血,应输注血小板。

(5)特发性血小板减少性紫癜(idiopathic thrombocytopenic purpura,ITP):ITP 患者体内存在针对血小板的自身抗体,在体外可与多数人的血小板起反应。ITP 患者输注血小板后血小板寿命显著降低,甚至会使低下的血小板数降至更低,因此 ITP 患者输注血小板应严格掌握指征:①脾切除治疗的术前或术中有严重出血者;②血小板计数低于 $20×10^9/L$ 并伴有出血可能危及生命者。若输注前应用静脉注射免疫球蛋白可延长输入的血小板寿命。

(6)血小板功能异常所致严重出血:有的患者,如巨血小板综合征、血小板无力症等患者,虽然血小板计数正常,但功能异常。当这些患者出现威胁生命的严重出血时,需要及时输注血小板以控制出血。

二、禁忌证

肝素诱导性血小板减少症(heparin-induced thrombocytopenia,HIT)、血栓性血小板减少性紫癜(thrombotic thrombocytopenic purpura,TTP)、溶血性尿毒综合征(hemolytic uremic syndrome,HUS)均为

血小板输注的禁忌证。HIT 是药物诱导的免疫性血小板减少症,常引起严重血栓,故不应输注血小板。TTP 患者血小板计数极低,可能是由血栓形成消耗大量血小板所致,输注血小板可能加重 TTP,除非有威胁生命的出血,否则是禁忌使用的,因为血小板输注后可促进血栓形成而使病情加重,因此可通过血浆输注、血浆置换和药物等治疗 TTP。另外,血小板输注对提高 ITP 或输血后紫癜(post-transfusion purpura, PTP)患者的血小板计数也是无效的。

三、剂量及用法

(一)剂量

血小板输注的剂量和频率取决于个体情况,视病情而定。成人预防性输注血小板时推荐使用 1 个治疗量,若不出现血小板输注无效,将使体内血小板水平增加 $20\times10^9/L$。当血小板用于治疗活动性出血时,可能需要更大剂量;年龄较小的儿童(体重<20 kg),输注 10~15 ml/kg 直至 1 个治疗量的浓缩血小板;年龄较大的儿童,输注 1 个治疗量的血小板。若患者存在脾肿大、感染、DIC 等导致血小板减少的非免疫因素,输注剂量要适当加大。

(二)用法

血小板输注要求:①ABO 血型相合;②Rh 阴性患者需要输注 Rh 阴性血小板;③血小板输注应用过滤器(滤网直径 170μm);④严禁向血小板中添加任何溶液和药物;⑤输注前要轻摇血袋、混匀,以患者可以耐受的最快速度输入;⑥因故未能及时输注的血小板不能放入冰箱,可在室温下短暂放置,最好置于血小板振荡箱中保存。

四、特制血小板制剂

(1)移除大部分血浆的血小板(plasma-reduced platelets):适用于不能耐受过多液体的儿童及心功能不全患者,也适用于对血浆蛋白过敏者。

(2) 洗涤血小板(washed platelets)：将单采血小板通过洗涤去除血浆蛋白等成分,防止血浆蛋白引起的过敏反应,增强输注效果,适用于对血浆蛋白过敏者。

(3) 少白细胞血小板(leukocyte-reduced platelets)：在单采血小板过程中、血小板贮存前或输注时滤除白细胞,可大大降低其中的白细胞含量,预防非溶血性发热反应、HLA 同种免疫和亲白细胞病毒(如 CMV、HLTV)的感染,主要适用于有 HLA 抗体而需要输注血小板的患者。

(4) 辐照血小板(irradiated platelets)：输注前应用 γ 射线进行辐照,灭活其中有免疫活性的淋巴细胞而不影响血小板功能,大大降低 TA-GVHD 发生率,主要适用于有严重免疫损害的患者。

(5) 冰冻血小板(frozen platelets)：主要用于自体血小板的冻存,属自身输血范畴。

五、血小板输注的疗效评价

许多因素会影响血小板的输注效果,因此需进行正确评价,治疗性、预防性血小板输注的评价方法稍有不同,但均需进行临床表现和实验室检查指标的评价。对于治疗性血小板输注,评价输注有效性的最重要指标就是临床止血效果,应观察、比较输注前后出血速度及程度的变化;而对于预防性血小板输注,应确认不会产生血小板减少性出血。常用的评价血小板输注疗效的实验室检查指标是校正血小板计数增加值(CCI)和血小板回收率(PPR)。

(许运堂　徐承来　何浩明)

第四节　血　浆　输　注

血浆制品主要有新鲜冰冻血浆(fresh frozen plasma,FFP)和普通冰冻血浆(frozen plasma,FP)两种。其主要区别是 FFP 中保存了不稳定的凝血因子Ⅴ、凝血因子Ⅷ的活性。近年来,为减少发生输血传播疾病的风险,各种经病毒灭活的血浆逐渐被应用于临床。

一、新鲜冰冻血浆输注

(一)适应证

新鲜冰冻血浆是由抗凝新鲜全血于 6 h 内在 4 ℃离心,将血浆分出,并迅速在-50 ℃以下冰冻成块制成。FFP 用的规格有 200 ml/袋、100 ml/袋和 50 ml/袋。FFP 含有全部凝血因子,一般 200 ml 一袋的 FFP 内含有血浆蛋白 60~80 g/L,纤维蛋白原 2~4 g/L,其他凝血因子 0.7~1.0 IU/ml。FFP 在-20 ℃以下可保存 1 年,1 年后成为普通冰冻血浆。

FFP 主要用于补充体内各种凝血因子的缺乏:①单个凝血因子缺乏如血友病,无相应浓缩制剂时可输注 FFP;②肝病患者获得性凝血功能障碍;③大量输血伴发的凝血功能紊乱;④口服抗凝剂过量引起的出血;⑤血栓性血小板减少性紫癜;⑥免疫缺陷综合征;⑦抗凝血酶Ⅲ(AT-Ⅲ)缺乏;⑧DIC 等。

(二)禁忌证

FFP 输注的禁忌证:①对于曾经在输血中发生血浆蛋白过敏的患者,应避免输注血浆,除非在查明过敏原因后有针对性地选择合适的血浆输注。例如,缺乏 IgA 而已产生 IgA 抗体的患者禁用血浆。②对血容量正常的年老体弱患者、重症婴幼儿、严重贫血或心功能不全的患者,因易发生循环超负荷的危险,应慎用血浆。

(三)剂量及用法

1. 剂量

FFP 输注的剂量取决于患者具体病情需要,一般情况下凝血因子达到 25%的正常水平基本上能满足止血要求。由于每袋 FFP 中含有的凝血因子量差异较大,因此输注 FFP 补充凝血因子时,动态观察输注后的止血效果对决定是否需要增加用量十分重要。一般成年患者的首次输注剂量为 200～400 ml，儿童患者酌情减量。也有学者建议按 15 ml/kg（体重）计算，除血容量严重不足的患者外，多数血容量大致正常的患者难以耐受该标准计算所需的大量血浆输注。

2. 用法

FFP 在 37 ℃水浴中融化，不断轻轻地摇动血袋，直到血浆完全融化为止。融化后在 24 h 之内用输血器输注，输注速度为 5～10 ml/min。

3. 注意事项

①融化后的 FFP 应尽快输注，以免血浆蛋白变性和不稳定的凝血因子失活。②输注 FFP 前不需做血型交叉配合实验，最好与受血者 ABO 血型相同。如果在紧急情况下无同型血浆，可输注与受血者 ABO 血型相容的血浆：AB 型血浆可安全地输给任何血型的受血者，A 型血浆可以输给 A 型和 O 型受血者，B 型血浆可输给 B 型和 O 型受血者；O 型血浆只能输给 O 型受血者。③输注 FFP 前肉眼检查为淡黄色的半透明液体，如发现颜色异常或有凝块则不能输注。④FFP 不能在室温下放置使之自然融化，以免大量纤维蛋白析出。⑤FFP 一经融化不可再冰冻保存，如因故融化后未能及时输注，可在 4 ℃暂时保存，但不能超过 24 h。⑥目前 FFP 在国内外均有滥用趋势，在临床上的一些不合理应用主要包括将其用于补充血容量、补充营养、增强抵抗力、消除水肿等。由于现在已有同样有效的晶体液和血浆代用品用于抗休克治疗，还有更为科学的胃肠外营养疗法，加之 FFP 可能传播肝炎和艾滋病，还可能引起输血不良反应，故已不主张将 FFP 用于这些目的的输血。

二、普通冰冻血浆输注

普通冰冻血浆主要包括从保存已超过 6～8 h 的全血中分离出来的血浆、全血的有效期内分离出来的血浆、保存期满 1 年的 FFP。普通冰冻血浆在 −20 ℃以下可保存 5 年。FP 主要用于因子Ⅴ和因子Ⅷ以外的凝血因子缺乏患者的替代治疗。

（徐承来　张春霞）

第五节 冷沉淀输注

冷沉淀(cryoprecipitate,Cryo)是新鲜冰冻血浆在低温下(2~4℃)解冻后沉淀的白色絮状物,是FFP的部分凝血因子浓集制品。冷沉淀在-20℃以下保存,有效期为从采血之日起1年。每袋冷沉淀是由200 ml FFP制成的,体积为(20±5)ml,主要含有≥80 IU凝血因子Ⅷ、150~200 mg纤维蛋白原(fibrinogen,Fg)及凝血因子ⅩⅢ(纤维蛋白稳定因子)、纤维结合蛋白(fibronectin,Fn)、血管性血友病因子(vWF)等。冷沉淀主要用于补充凝血因子Ⅷ、vWF、纤维蛋白原、凝血因子ⅩⅢ。由于冷沉淀在制备过程中缺乏病毒灭活,导致输注后感染病毒的风险增加,在一些发达国家,该制品已经较少应用。但在我国由于其制备工艺较为简单,以及上述五种蛋白制品的缺乏,目前冷沉淀在临床应用还较多,使用时应严格掌握适应证,不可滥用。

一、适应证

(1)血友病A(hemophilia A):血友病A的治疗主要是补充FⅧ,冷沉淀是除FⅧ浓缩剂外的有效制剂之一。

(2)先天性或获得性纤维蛋白原缺乏症:对严重创伤、烧伤、白血病和肝衰竭等所致的纤维蛋白原缺乏患者,输注冷沉淀可明显改善预后。

(3)先天性或获得性凝血因子ⅩⅢ缺乏症:由于冷沉淀中含有较丰富的FⅩⅢ,故常用作FⅩⅢ浓缩制剂的替代物。

(4)血管性血友病(von Willebrand disease,vWD):vWD表现为血浆中的vWF缺乏或缺陷。vWD代偿治疗最理想的制剂是冷沉淀,其中含有较高的FⅧ和vWF。

(5)获得性纤维结合蛋白缺乏症:纤维结合蛋白是重要的调理蛋白。在严重创伤、烧伤、严重感染、血友病、皮肤溃疡和肝衰竭时,血浆纤维结合蛋白水平可明显下降。冷沉淀制品可用于上述获得性纤维结合蛋白缺乏症的患者。

二、禁忌证

冷沉淀输注的禁忌证是除适应证以外的其他凝血因子缺乏症。

三、剂量及用法

(一)剂量

冷沉淀输注的常用剂量为每 10 kg(体重)1～1.5 个单位,存在剂量依赖性特点,即初次治疗效果较差者,增大剂量重复使用可获得较好的效果。

(二)用法

冷沉淀在 37 ℃水浴中完全融化后必须在 4 h 内输注完毕。输注冷沉淀时,应采用标准输血器静脉滴注。由于输注冷沉淀时袋数较多,可事先将数袋冷沉淀集中混合在一个血袋中静脉滴注,也可采用 Y 形输液器由专人负责在床边进行换袋处理。以患者可以耐受的速度快速输注冷沉淀。冷沉淀选择 ABO 同型或相容输注。

(三)注意事项

(1)冷沉淀中不含凝血因子 V,一般不单独用于治疗 DIC。

(2)冷沉淀融化后应尽快输注,在室温放置过久会使 FⅧ失活,因故未能及时输用,不应再冻存。

(3)冷沉淀融化时温度不宜超过 37 ℃,以免 FⅧ失活。若冷沉淀经 37 ℃加温后仍不完全融化,提示纤维蛋白原已转变为纤维蛋白,则不能使用。

(4)制备冷沉淀的血浆,虽然经过严格的 HBsAg、抗-HCV、抗-HIV 及梅毒血清学等检测,但依然存在漏检的可能,且没有进行病毒灭活处理。因此,随着输注次数的增加,发生输血传播疾病的风险不断增高。尤其是遗传性凝血因子缺乏的患者,终生需要相应因子的替代治疗。例如,血友病 A 患者出血的治疗,每次至少需要输注多个供血者血浆制备的冷沉淀,长期反复输注可能需要接受数以千计的供血者血浆,发生输血传播疾病的概率则增加千倍。因此,对凝血因子缺乏患者的治疗,应该首选相应的凝血因子浓缩制品。目前,国内已有因子Ⅷ浓缩制品(抗血友病球蛋白)、纤维蛋白原制品等生产。对于血友病 A 患者,首选因子Ⅷ浓缩制品;纤维蛋白原缺乏患者,选择纤维蛋白原制品。这些凝血因子制品在生产过程中有可靠的病毒灭活处理工艺,使发生输血传播疾病的风险大大降低。

(孙琳　刘巧玲)

第六节　粒细胞输注

随着各种高效抗生素、基因重组造血因子的出现,以及临床上对输注粒细胞引起的严重输血不良反应认识的加深,再加上现有技术和条件难以获得足够剂量的粒细胞供临床输注,使得中性粒细胞过低的患者采用预防性粒细胞输注(granulocyte transfusion)的方法已被废弃,而治疗性粒细胞输注也日益减少。但是,由于放疗、化疗对一些肿瘤患者骨髓造成严重损害,导致中性粒细胞显著减少并发严重的感染,在联合抗感染治疗无效的情况下,仍需要使用粒细胞以增强抗感染能力。粒细胞的制备方法有血液成分单采机单采粒细胞和手工制备两种方法,其所含的粒细胞数量随制备方法不同而异:手工法由 200 ml 全血制备的为 1 个单位,20~30 ml,其中仅含粒细胞 0.5×10^9 个;单采粒细胞每单位约 200 ml,平均含有粒细胞 1.5×10^{10} 个。目前临床上使用的多为单采粒细胞制品(apheresis granulocytes)。

一、适应证

粒细胞输注的不良反应和并发症多,其适应证要从严掌握。一般认为,应同时满足下列 3 个条件,且在充分权衡利弊的基础上进行粒细胞输注:①中性粒细胞数量绝对值低于 $0.5\times10^9/L$;②有明确的细菌感染;③强有力的抗生素治疗 48 h 无效。另外,如果患者有粒细胞输注的适应证,但预计骨髓功能将在几天内恢复,则不需要输注粒细胞。

二、禁忌证

(1)对抗生素敏感的细菌感染患者,或感染已被有效控制的患者。

(2)预后极差,如终末期癌症患者,不宜输注粒细胞,因为粒细胞的输注不能改善其临床症状。

三、剂量及用法

(一)剂量

每天输注 1 次,连续 4～5 天,每次输注的剂量大于 1.0×10^{10} 个粒细胞,直到感染得到控制、体温下降、骨髓造血功能恢复为止,如有肺部并发症或输注无效,则应停用。

(二)用法

(1)制备后应尽快输注,以免降低其功能,室温保存不应超过24 h。

(2)由于粒细胞制品中含有大量红细胞和血浆,因此应选择 ABO、Rh 同型输注,输注前必须做血型交叉配合实验。

(3)为预防 TA-GVHD 的发生,必要时应在输注前对其进行辐照处理。

(三)注意事项

(1)不宜使用白细胞过滤器对浓缩粒细胞进行过滤来预防 CMV 的传播,而应通过选择 CMV 抗体阴性的供血者来避免。

(2)临床输注粒细胞的效果不是观察白细胞计数是否升高,而是观察体温是否下降、感染是否好转,因为粒细胞输入体内后很快离开血管,到达感染部位,或者先到肺部,然后进入肝、脾。

(王启凤　刘忠伦)

第七节 血浆蛋白制品输注

血浆蛋白制品有数十种,目前常用的有白蛋白、免疫球蛋白、纤维蛋白原浓缩剂、因子Ⅷ浓缩剂、凝血酶原复合物浓缩剂、因子Ⅸ浓缩剂、纤维蛋白胶和抗凝血酶浓缩剂等。

一、白蛋白制品

白蛋白(albumin)是临床常用的血浆容量扩张剂,是从健康人血浆中应用低温乙醇法或利凡诺法,并经60℃、10h加热处理以灭活其中可能存在的病毒而制备的。白蛋白制品于2~6℃保存,有效期5年。它使用安全,储存稳定,在临床应用最普及。输注白蛋白的主要作用是提高血浆胶体渗透压,血浆白蛋白浓度与胶体渗透压成正比。

(一)白蛋白制品输注的适应证及禁忌证

1. 适应证

(1)低蛋白血症:低蛋白血症患者输注白蛋白制品,补充外源性白蛋白,提高血浆的白蛋白浓度和胶体渗透压,可以减轻水肿和减少腹水、胸腔积液。

(2)扩充血容量:用于休克、外伤、外科手术和大面积烧伤患者的扩容。

(3)体外循环:用晶体液或白蛋白作为泵的底液,可以减少术后发生肾衰竭的危险。

(4)血浆置换:血浆置换在去除含病理成分的血浆的同时,也去除了血浆中的白蛋白成分,常需要使用一定量的白蛋白溶液作为置换液,特别是对血浆置换量大或伴有严重肝、肾疾病的患者。

(5)新生儿溶血病:白蛋白能结合游离胆红素,阻止游离胆红素通过血-脑脊液屏障,预防胆红素脑病。白蛋白制品适用于新生儿溶血病患者,但使用时应注意到白蛋白的扩容作用。

2. 禁忌证

对输注白蛋白制品有过敏反应者、心脏病、血浆白蛋白水平正常或偏高等的患者应慎用。

(二)用法

白蛋白制品应单独静滴，或用生理盐水稀释后静滴。白蛋白的输注速度应根据病情需要进行调节，需要紧急快速扩容时输注速度应较快。一般情况下，血容量正常或轻度减少时，5%白蛋白输注速度为 2～4 ml/min，25%白蛋白输注速度为 1 ml/min，儿童及老年患者输注速度酌情减慢。

二、免疫球蛋白制品

免疫球蛋白(immunoglobulin, Ig)是人体接受抗原(细菌、病毒等)刺激后，由浆细胞产生的一类具有免疫保护作用的蛋白质。它能特异地与刺激其产生的抗原结合形成抗原-抗体复合物，从而阻断抗原对人体的有害作用。目前作为血液制品生产和应用的免疫球蛋白的主要成分是 IgG，其含有主要的 4 种 IgG 亚型成分。常用的免疫球蛋白制品主要有静脉注射免疫球蛋白和特异性免疫球蛋白。

(一)静脉注射免疫球蛋白

静脉注射免疫球蛋白(intravenous immunoglobulin, IVIG)是采用胃酶消化、化学修饰、离子交换层析等进一步处理制备的适宜静脉输注的免疫球蛋白，多为冻干粉剂，可配制成 5% 或 10% 的溶液使用。它主要用于免疫缺陷性疾病、病毒感染疾病、细菌感染疾病等的治疗。

(二)特异性免疫球蛋白

特异性免疫球蛋白是用相应的抗原免疫后从含有高效价特异性抗体的血浆中提纯制备的，对某些疾病的治疗优于普通免疫球蛋白。其主要适应证包括：①预防某些病毒感染，如高效价乙型肝炎免疫球蛋白

(HBIg)、狂犬病免疫球蛋白;②预防细菌感染,如破伤风免疫球蛋白;③抑制原发性免疫反应,如 RhD 的同种免疫预防可用抗-RhD 免疫球蛋白;④其他用途,抗胸腺免疫球蛋白治疗急性再生障碍性贫血的有效率可以达到 50%。目前国内已能生产和制备特异性免疫球蛋白,包括抗牛痘、抗风疹、抗破伤风、抗狂犬病、抗乙型肝炎和抗-RhD 免疫球蛋白等。对免疫球蛋白制品过敏者应慎用。

三、凝血因子Ⅷ浓缩剂

凝血因子Ⅷ浓缩剂(coagulation factor Ⅷ concentrate)又称抗血友病球蛋白(antihemophilic globulin,AHG),是从 2 000～3 000 个供血者的新鲜混合血浆中分离提纯获得的冻干凝血因子浓缩剂,主要适用于治疗凝血因子Ⅷ缺乏引起的出血和创伤愈合,如血友病 A、vWD 和 DIC 等。与冷沉淀相比,因子Ⅷ浓缩剂活性高,储存、输注方便,过敏反应少。目前,该制品使用前需加入注射用水或生理盐水进行稀释。经静脉输入的剂量计算方法:剂量(U)=血浆容量(ml)×(期望的因子Ⅷ水平-现有因子Ⅷ水平)(%)。近年来,基因重组的 FⅧ(rFⅧ)制品也开始应用于临床。

四、凝血因子Ⅸ浓缩剂

凝血因子Ⅸ(coagulation factor Ⅸ,FⅨ)是由肝脏合成的正常凝血途径中重要的凝血因子之一。FⅨ的缺乏见于各种疾病,如血友病 B、肝衰竭等,可表现出明显的出血倾向。凝血因子Ⅸ浓缩剂(FⅨ concentrate)主要用于补充外源性 FⅨ,其适应证包括血友病 B、维生素 K 缺乏症、严重的肝功能不全和 DIC 等。对有血栓性疾病和栓塞高危等患者应禁用,对存在 FⅨ抗体的患者也应慎用。

五、凝血酶原复合物

凝血酶原复合物(prothrombin complex concentrate,PCC)是依赖维生素 K 的凝血因子Ⅱ、凝血因子Ⅶ、凝血因子Ⅸ、凝血因子Ⅹ的混合制品,是混合人血浆制备的冻干制品。PCC主要适用于先天性或获得性凝血因子Ⅱ、凝血因子Ⅶ、凝血因子Ⅸ、凝血因子Ⅹ缺乏症,包括血友病B、肝病出血、维生素K缺乏症、DIC等的治疗。在DIC的综合治疗中,PCC的应用极为有效,为观察治疗效果,应定时监测凝血因子Ⅱ、凝血因子Ⅶ、凝血因子Ⅸ、凝血因子Ⅹ的活性并依据检测的结果及时调整药物剂量。

六、纤维蛋白原浓缩剂

纤维蛋白原由肝细胞合成,正常人血浆中的纤维蛋白原含量为2～4 g/L。当肝脏受到严重损伤或人体营养不良时,其合成减少。人体维持有效止血的纤维蛋白原水平应≥0.5 g/L,但需要进行大手术或有大创伤时则应保持在≥1.0 g/L。目前纤维蛋白原浓缩剂的适应证主要有:①先天性无纤维蛋白原或低纤维蛋白原血症;②获得性纤维蛋白原缺乏症,如肝病;③DIC;④原发性纤溶症等。

七、纤维蛋白胶

纤维蛋白胶(fibrin sealant,FS)是从人血浆中分离制备的具有止血作用的止血黏合剂。纤维蛋白胶制品有两种分开包装的溶液,一种溶液主要含纤维蛋白原、因子ⅩⅢ和纤维结合蛋白;另一种溶液含人凝血酶和氯化钙。当两种溶液接触时,凝血酶使纤维蛋白原转变为纤维蛋白单体,进一步变成凝胶。因具有不透气、不透液体、能生物降解、促进血管生长和形成、局部组织能生长和修复等优点而广泛应用于外科领域,如显微外科、神经外科、心脏外科、泌尿科、耳鼻喉科、眼科和妇科等,在心血管外科应用最多。

八、抗凝血酶

抗凝血酶是体内重要的抗凝蛋白,对多个以丝氨酸蛋白酶为活性中心的凝血因子均具有抑制作用,后者在肝素存在的情况下大大加强。抗凝血酶浓缩剂是采用肝素琼脂凝胶亲和层析技术从血浆中分离纯化制备的血浆蛋白制品,适用于先天性和获得性 AT 缺乏的患者,包括遗传性 AT 缺乏或功能缺陷症、外科手术中预防深静脉和动脉血栓形成、肝硬化和重症肝炎、血液透析和肾病综合征、DIC、骨髓移植和化疗导致继发性 AT 缺乏等。

九、活化的蛋白 C 制品

近年来,基因工程制备的人活化蛋白 C 制品已经面世。其药理作用机制主要是灭活体内因子Ⅴa 和因子Ⅷa,限制凝血酶的形成,改善与感染相关的凝血通路发挥抗血栓作用。其适应证主要有:①死亡危险高的成人严重感染;②DIC;③血栓性疾病。重组人活化蛋白 C 最常见的副作用是出血,常见出血部位是胃肠道和腹腔内。

十、基因重组的活化的凝血因子Ⅶ

基因重组的活化的凝血因子Ⅶ(rFⅦa)是采用基因工程技术制备的具有活性的凝血因子制品,其主要的作用机制是在凝血的起始阶段,与组织因子(TF)在细胞表面结合,导致少量凝血酶的产生,然后凝血酶激活因子Ⅴ、因子Ⅶ、因子Ⅺ和血小板,引起凝血反应的放大,最终导致凝血酶的大量产生。此外,药理剂量的 rFⅦa 可以在活化血小板表面直接激活因子Ⅹ,该过程无须组织因子的参与。目前,全球范围内 rFⅦa 的主要用途有:①有抗体的血友病 A 和血友病 B 的出血;②外科手术止血;③肝移植;④心外科;⑤前列腺手术;⑥脑出血;⑦创伤止血;⑧上消化道出血;⑨其他包括血小板减少、抗凝药物过量、产后大出血等。

十一、其他血浆蛋白制品

目前在临床应用的血浆蛋白制品还有 α2-巨球蛋白、纤维结合蛋白、α1-抗胰蛋白等。

(徐承来　何浩明　许运堂　刘巧玲)

第九章 输血不良反应与输血传播疾病

输血有风险,尽管血液经过程序严格的筛查、检测等处理,依然存在发生输血传播疾病及其他输血不良反应的可能。输血传播疾病是指输入携带病原体的血液而感染的疾病。从理论上讲,凡能发生病原体血症的疾病均可通过输血传播,常见的有艾滋病、乙型肝炎、丙型肝炎、CMV 感染、梅毒、疟疾、弓形虫病及人类 T 淋巴细胞病毒感染等。另一方面,由于人类的血型系统复杂,同型输血实际上输入的还是异型血,可能作为免疫原输入而在受血者体内产生相应的不规则抗体,导致输血不良反应的发生。

第一节 输血不良反应

输血不良反应指输血过程中或输血后发生的不良反应,发生率约为 10%。按照输血反应发生的时间,可将输血反应分为急性反应和迟发性反应,发生于输血 24 h 内的称为急性反应,发生于输血 24 h 之后的称为迟发性反应。按照输血反应有无免疫因素参与,又可将输血反应分为免疫性反应和非免疫性反应。免疫性反应包括许多我们通常所说的输血反应,非免疫性反应常由血液制品物理效应所致,还包括输血传播疾病。表 9-1 为输血不良反应的分类。

表 9-1 输血不良反应的分类

分类	急性反应	迟发性反应
免疫反应	发热反应	迟发性溶血反应
	过敏反应	TA-GVHD
	急性溶血反应	输血后紫癜
	输血相关性急性肺损伤	输血致免疫抑制作用

续 表

分类	急性反应	迟发性反应
非免疫反应	细菌污染 循环负荷过重 空气栓塞 低体温 出血倾向 枸橼酸中毒 电解质紊乱 非免疫性溶血 肺微血管栓塞	白细胞输注无效 血小板输注无效 含铁血黄素沉着症或血色病 血栓性静脉炎 输血相关感染性疾病 （如各种肝炎病毒、HIV、CMV等病毒，细菌，梅毒，多种寄生虫等）

一、发热性非溶血性输血反应

发热性非溶血性输血反应（FNHTR）是指在输血中或输血后体温升高≥1℃，并以发热、寒战等为主要临床表现，且能排除溶血、细菌污染、严重过敏等引起发热的一类输血反应。FNHTR的发生率为0.5%～1.0%，是最常见的输血不良反应，约占总输血不良反应的52.1%。FNHTR在多次输血或多次怀孕妇女中尤为多见。有FNHTR病史者，第二次输血时约有15%再次出现FNHTR。

【病因和发病机制】

（一）致热源

它是指任何可以引起发热反应的物质，包括细菌性热源、药物中的杂质、采血或输血器上残留的变性蛋白质等。随着一次性采血、输血器材的广泛应用，灭菌条件的改善，制药技术的改进和热源检测水平的提高,致热源引起的发热反应已较为少见。

(二)免疫反应

66%~88% FNHTR 由 HLA 抗体、HNA 抗体或 HPA 抗体引起。多次输血或妊娠,受血者逐渐产生这些同种抗体,其中以 HLA 抗体最为多见。通常在多次输血者体内产生 HLA 抗体的频率约为 54.70%。当再次接受输血时,发生抗原抗体反应,造成白细胞凝集并在单核巨噬细胞系统内被破坏,释放出内源性致热源,导致 FNHTR。

(三)血液保存中产生的细胞因子

FNHTR 的发生率随血液贮存时间延长而增加,可能与血液保存中产生的细胞因子有关。在贮存血,特别是在 22℃±2℃保存的血小板中,含有大量的细胞因子,包括 IL-1β、IL-6 和 TNF-α 等。随着血液保存时间的延长,这些细胞因子的含量逐渐增多,并与其中的白细胞数量成正比。IL-1β 是人体发热反应的主要内源性致热源,通过地诺前列酮介导,作用于下丘脑体温调节中枢,引起体温升高;IL-6 是急性期反应主要的诱导因子,在 IL-1β、TNF-α 的协同下可诱导肝细胞合成急性期蛋白,导致 FNHTR。

【临床表现】

FNHTR 常发生于输血期间和输血后 1~2h 内,持续时间少则数分钟,多则 1~2h,通常不会超过 8~10h。体温的高低与血液输注速度、输入的白细胞数量和致热源量成正比。体温在 38~41℃,伴有寒战、头痛、全身不适、恶心、呕吐、颜面潮红、畏寒、脉率加快等,血压多无变化。轻者体温升高 1~2℃,常呈自限性。少数发热反应后数小时内出现口唇疱疹。发热持续 18~24h 或更长,应考虑由其他原因所致。

【诊断与鉴别诊断】

诊断 FNHTR 无特异性检查,通常采用排除性诊断。排除其他原因,包括自身所患发热性疾病,如感染、药物(如两性霉素 B)、溶血性输血反应、血液制品细菌污染、输血相关性急性肺损伤(transfusion related acute lung injury,TRALI)等引起的发热。

FNHTR与细菌污染性输血反应的鉴别:两者虽然均有发热,但前者在停止输血、对症治疗后病情很快缓解,血压多无变化;后者多有高热、休克、皮肤充血三大特征,停止输血并经对症处理后无效。

FNHTR与溶血性输血反应的鉴别:两者均有发热,但后者与输注血型及输血量有关,可出现心悸、胸痛、呼吸困难、心率加快、血压下降、酱油色尿,甚至发生休克、肾衰竭、DIC等。

【治疗】

一旦发生FNHTR,应立即停止输血,缓慢输注生理盐水,维持静脉通路,密切观察病情。积极寻找原因,首先排除溶血反应及细菌污染,进一步验证血型与交叉配血等,还要考虑有无药物反应或感染性疾病,进行血培养。确定为FNHTR,可用解热药对症治疗,出血患者应避免服用阿司匹林类退热药。对高热严重者给予物理降温。对严重寒战者可用哌替啶(度冷丁)肌肉或皮下注射。若受血者出现轻度发热反应,又因病情需要须继续输血,则重新更换血液制品输注。

【预防】

临床研究表明,FNHTR发生率的高低直接与输入白细胞的数量有关。目前普遍认为,白细胞含量小于5×10^6时,能有效防止FNHTR发生。

因此,有效预防FNHTR的方法之一就是输注去除白细胞的血液制品。一般白细胞去除可在血液制品保存前或在输血前(即床边去白细胞)进行。粒细胞制品不能用白细胞过滤器过滤,输注前常规给予解热药。采用无热源技术配制血液保存液;对于易患FNHTR的受血者,在输血前应用抗致热源性药物,如对乙酰氨基酚(扑热息痛)或阿司匹林,以有效减轻发热反应的程度。若既往无FNHTR病史,则不必在输血前用药。

二、溶血性输血反应

受血者接受不相容红细胞或存在同种抗体的供血者血浆,使供血者红细胞或自身红细胞在体内发生破坏而引起的反应称为溶血性输血反应(hemolytic transfusion reaction, HTR)。按发生原因分为免疫性溶血反应和非免疫性溶血反应,按发生缓急分为急性溶血性输血反应(acute hemolytic transfusion reaction, AHTR)和迟发性溶血性输血反应(delayed hemolytic transfusion reaction, DHTR),按溶血部位分为血管内溶血与血管外溶血。溶血性输血反应的严重程度取决于受血者的基础状态、输入不相容血液的容量和速度、抗体效价和激活补体的能力、补体浓度、抗原的特性、抗体的特性、单核吞噬细胞系统的功能等。

多数严重AHTR常由输入200 ml以上不相容血液引起。AHTR发生于输血后24 h内,多于输血后立即发生,大多为血管内溶血。DHTR大多数发生于输血后3~10天;部分免疫抗体的产生需要较长时间,输血后6周才出现溶血症状;有些症状不明显,数周甚至数月后经血清学检查而明确诊断。DHTR主要为血管外溶血。

(一)病因和发病机制

1. AHTR

大多数AHTR是由ABO血型系统不相容输血引起的,人为差错是其主要原因,小部分不相容输血与Kidd、Kell、Duffy血型抗体有关。大多数Rh系统不相容输血会引起DHTR。

引起AHTR的抗体大多为IgM,少数为补体结合性IgG。AHTR的发生机制主要是抗体和红细胞膜上血型抗原结合、激活补体,形成膜攻击复合物,在细胞膜上形成小孔,造成红细胞溶解,血浆及尿中出现游离血红蛋白。非免疫性的AHTR少见,包括低渗液体输注、冰冻或过热破坏红细胞等。急性溶血反应过程中产生的补体,特别是过敏毒素C3a和C5a,以及其他炎症介质如组胺、5-羟色胺,细胞因子如IL-1、IL-6、IL-8、TNF等,引起血压下降、休克、支气管痉挛、发热等临床表现。抗原抗体反应可引起血小板释放反应,释放出血小板第3因子(PF3),激活FⅫ启动内源性凝血系统,TNF可诱导内皮细胞产生组织因子,激活外源性凝血系统,同时,TNF及IL-1作用于血管内皮细胞,使其表面血栓调节蛋白表达减少,血管内溶血时,白细胞也出现促凝活性,最终导致 DIC 及消耗性凝血障碍。

急性溶血时发生肾衰竭的机制尚不完全清楚,主要是由缺血所致,缺血原因包括低血压、肾脏血管收缩及肾脏小动脉内微血栓形成,抗原抗体复合物沉积于肾脏,也会造成肾脏损害。此外,血液中游离血红蛋白结合一氧化氮(NO),加重肾脏血管收缩;游离血红蛋白还作为一种结合及转运蛋白,增加细菌内毒素的毒性。

2. DHTR

DHTR 多由 Rh(如 E、c、D)、Kidd、Duffy、Kell、Diego 等血型系统抗体引起,有些抗体如抗-E 下降很快,致敏患者输血前检查常为阴性。引起 DHTR 的抗体多为 IgG,一般不激活补体,所致溶血多为血管外溶血,或者只能激活 C3,产生的炎症介质水平很低,DHTR 症状通常比 AHTR 轻得多。

DHTR 几乎都是回忆性抗体反应,人体第一次接触红细胞抗原时,初次抗体形成较迟,如抗-D 出现于输血后至少 4~8 周,也可能在输血后 5 个月,此时大多数输入的红细胞已不存在,一般不会发生溶血。随后,抗体水平逐渐下降,抗体筛查实验及交叉配血可能阴性,再次输血后,对先前致敏的红细胞抗原产生回忆反应,在几天内产生大量抗体,使供血者红细胞溶解。输血后的初次免疫反应偶尔也可导致 DHTR。

(二)临床表现

AHTR 多于输血后数分钟至数小时出现,患者烦躁、发热,有时伴畏寒、胸部或背部疼痛、面色发红、呼吸困难、心动过速及血压下降、全身出血及血红蛋白尿、黄疸,严重者还会出现急性肾衰竭、休克及 DIC,甚至死亡。AHTR 典型的起病症状是突然感到恐惧不安、头胀、全身麻木、胸部压迫感、胸痛和背痛。全身出血表现为皮肤淤点、穿刺处出血和手术伤口渗血。一些严重疾病患者,特别是新生儿和未成熟儿,使用了大剂量镇静剂者、全麻患者,临床表现可能极不典型,仅出现手术止血困难,或没有临床症状,仅在输血后发现贫血更重,甚至因贫血性心力衰竭而死亡。

DHTR 一般较轻,以血管外溶血为主,但也有致死性。DHTR 主要表现为不明原因的发热、贫血、黄疸,偶见血红蛋白血症及血红蛋白尿、肾衰竭、DIC。不少 DHTR 因无明显临床症状而被漏诊,往往在以后需要再次输血时发现 DAT 阳性和/或检测出新的同种抗体才明确诊断。

(三)实验室检查

怀疑溶血性输血反应时,实验室检查包括:①检查血液储存条件是否正确,血袋及血液标本有无溶血;②对输血前和输血后的标本重复检测 ABO 及 Rh 血型,注意有无混合凝集现象;③重复抗体筛查,抗体鉴定谱红细胞分别与输血前及输血后标本进行反应;④过去 24 h 内输入患者体内的供血者血液标本,分别与输血前及输血后的血液标本进行交叉配合实验;⑤DAT 检测红细胞表面的抗体,而 IAT 检测血清中的抗体;⑥吸收放散实验检测抗体的存在;⑦测定血清中游离血红蛋白、胆红素、尿素氮、肌酐、尿血红蛋白及含铁血黄素,进行外周血涂片检查、全血细胞计数、凝血实验等。

发生 AHTR 时,实验室检查可能发现血细胞比容下降、球形红细胞增多、血浆结合珠蛋白降低、乳酸脱氢酶(LDH)增高、血浆中出现游离血红蛋白,DAT 阳性,经 6~8 h,血清胆红素可能增高。发生 DHTR 时,随着不相合红细胞从循环中清除,DAT 转为阴性,故即使 DAT 阴性也不能排除 DHTR 的可能。

(四)诊断和鉴别诊断

根据临床表现、实验室检查,诊断 HTR 并不困难。任何原因引起的急性溶血都可能与 AHTR 混淆,需要鉴别。细菌污染的血液,储存血液受到物理、化学、药物损伤,某些感染都可能导致溶血。各种溶血性疾病包括自身免疫性溶血性贫血(AIHA)、遗传性球形红细胞增多症、葡萄糖-6-磷酸脱氢酶(G-6-PD)缺乏症、镰形细胞贫血、微血管病性溶血性贫血、阵发性睡眠性血红蛋白尿等,需与 HTR 鉴别。

1. 药物性溶血

有些药物如头孢类抗生素可引起红细胞抗体产生并导致溶血。药物性溶血虽然不是输血反应,但易与溶血反应混淆,需要鉴别。引起溶血反应的药物大多通过半抗原机制或修饰红细胞表面抗原使红细胞产生新的抗原,有些药物和抗体在血浆中形成免疫复合物沉积于红细胞膜上而加速红细胞破坏,少数药物可诱导红细胞自身抗体产生。发生药物性溶血时,自身红细胞及输入红细胞均受到破坏,DAT 阳性,患者血清和红细胞在药物存在时会发生反应,而没有药物时不会发生反应。药物性溶血大多轻微,但有时非常严重,甚至导致死亡。

2. 非免疫性溶血

机械瓣膜、体外循环、用小孔径输液针头快速输血可能引起红细胞破坏,血袋中误加蒸馏水或高渗葡萄糖等非等渗溶液,不适当的加温、冷冻等均可能引起不同程度的溶血,输入大量缺乏 G-6-PD 的红细胞亦可发生急性溶血。此外,患者自身红细胞缺陷,如 PNH 患者的红细胞对补体非常敏感,输入不相合的血浆或白细胞时发生免疫反应,可能激活补体,导致患者自身红细胞破坏。发生非免疫性溶血时也会出现血红蛋白尿,但很少出现急性溶血性输血反应的其他表现。输入已经溶解的红细胞可能引起高钾血症及一过性肾脏损害。

诊断 DHTR 在很大程度上取决于血清学检查技术的敏感性及医护人员对本病的认识水平和警惕性。如有贫血、发热及近期输血史,应高度警惕 DHTR 的可能性。

(五)治疗

1. AHTR

关键是早期诊断、积极治疗,防治休克、急性肾衰竭、DIC 等并发症。

若怀疑 AHTR,应立即停止输血,维持静脉通道,严密观察血压、尿色、尿量并注意出血倾向。立即补液以维持循环、纠正低血压、防止急性肾衰竭,静脉输入晶体液维持血压并将尿量维持在 100 ml/h,18～

24 h,根据血压、心功能状况及尿量调整补液量及补液速度。使用血管活性物质如小剂量多巴胺[3～5 μg/(kg·min)]治疗低血压并改善肾脏灌注,注意剂量不宜过大,剂量较大时会引起肾脏血管收缩,加重肾脏损害。利尿剂(如呋塞米、甘露醇)也可起到保护肾脏的作用,发生少尿或无尿的患者,在生命体征稳定的情况下,可静脉给予呋塞米;如果已经发生肾衰竭,则应限制输入量,维持电解质平衡,必要时进行透析。根据需要输注血小板、冷沉淀或新鲜冰冻血浆。

2. DHTR

DHTR大多无须治疗,如出现类似急性溶血反应症状,则按AHTR处理。发生溶血反应后,应鉴定血液中的抗体,以后输血时应避免输入相应抗原阳性的红细胞。

(六)预防

预防溶血性输血反应发生的关键在于严格而准确地进行输血前血型血清学检查,包括ABO正、反定型,RhD定型,意外抗体筛查,交叉配血实验。

建立严格的管理制度,加强教育和技术培训,避免在血样采集、血型鉴定和交叉配血、发血、输血过程中因疏忽而发生差错。

三、过敏性输血反应

过敏性输血反应是常见的输血不良反应,约占全部输血反应的45%。输注全血、血浆或其他血液制品后可发生轻重不等的过敏反应,特别是在输注血浆蛋白制品后,轻者只出现荨麻疹,重者可发生过敏性休克,甚至死亡,其中以荨麻疹最为多见。

(一)病因和发病机制

1. IgA抗体

近年来认为IgA抗体与过敏反应有关。有些受血者缺乏IgA;有些受血者血浆内IgA含量虽然正常,但缺乏某一种IgA亚型,多次输血后产生 IgA 抗体;也有的由于多次输血使受血者产生同种异型 IgA 抗体,当再次输入相应 IgA 时,发生抗原抗体反应,出现过敏反应。输注全血、血浆、浓缩血小板、冷沉淀或 Rh 免疫球蛋白等,均可发生过敏反应。

2. 其他蛋白抗体

过敏反应还可能由其他血清蛋白抗体所致,如缺乏 IgG、IgE、结合珠蛋白、抗胰蛋白酶、转铁蛋白、C3、C4 等的受血者可能产生相应抗体。

3. 过敏体质

对于过敏体质的受血者,输血特别是输注血浆或含有变性蛋白的血液可引起过敏反应,常为中度或重度荨麻疹。这类抗体属于 IgE,它与肥大细胞和嗜碱性粒细胞结合遇到相应的抗原即发生反应,释放组胺、5-羟色胺等引起过敏反应。

4. 被动获得性抗体

有过敏体质的供血者,将其体内的抗体输给受血者,当受血者接触相应抗原时可发生过敏反应,如过敏药物(阿司匹林、青霉素等)或食物及其他成分的抗体。

5. 低丙种球蛋白血症患者

这类患者即使是在肌注免疫球蛋白时也易发生过敏反应,甚至发生休克。

6. 新生儿输血后综合征

在多次换血和施行胎儿输血、换血的新生儿中,可发生短暂斑丘疹并伴有嗜酸性粒细胞增多和血小板减少的良性综合征,可能与献血者体内某些成分起反应有关。

(二)临床表现

过敏性输血反应大体上可分为 3 种:①无并发症的过敏反应;②严重过敏反应;③类过敏反应。无并发症的过敏反应表现为单纯荨麻疹,为局部或广泛荨麻疹,多见于颈部及躯干上部,无其他系统症状、体征。严重过敏反应常发生于输血开始后 1~45 min,后果严重,需要立即识别并给予积极治疗,不得再继续输入任何含有血浆的制品。类过敏反应介于两者之间,临床表现为皮肤瘙痒、荨麻疹、红斑、血管神经性水肿,重者表现为支气管痉挛、喉头水肿、呼吸困难、发绀、过敏性休克,还可出现恶心呕吐、腹痛、腹泻。轻微过敏反应发生率为 $1\%\sim3\%$,严重过敏反应发生率为 $1:(20\,000\sim47\,000)$ 单位血液制品,后者占输血相关性死亡的 3.1%。

(三)诊断和鉴别诊断

类过敏反应,特别是严重过敏反应应注意与循环超负荷、输血相关性急性肺损伤、溶血反应、细菌污染反应、受血者某些基础疾病等鉴别,这些情况除表现为呼吸困难或血压下降外,还有其特殊的临床表现或实验室检查特点。

(四)治疗

轻微过敏反应如少数风团或瘙痒无须特别处理,可用抗组胺药物进行预防或治疗。发生严重过敏反应时,应立即停止输血,维持静脉通道并输入生理盐水或林格液,吸氧,给予肾上腺素、氨茶碱及抗组胺药物,反应严重者给予糖皮质激素,喉头水肿严重者应及时行气管插管或气管切开。

(五)预防

输血前应询问患者有无过敏史,有血浆过敏史者,输血前可用抗组胺药或糖皮质激素进行预防,必要时输注洗涤红细胞,对缺乏 IgA 且血中存在 IgA 抗体者,输注不含 IgA 的血液成分,即输注 IgA 缺乏献血者的血液或经生理盐水充分洗涤的红细胞。

四、输血相关性移植物抗宿主病

输血相关性移植物抗宿主病(TA-GVHD)是输血的严重并发症之一,是指受血者输入含有供血者免疫活性淋巴细胞(主要是 T 淋巴细胞)的血液或血液成分后,不被受血者免疫系统识别和排斥,供血者淋巴细胞在受血者体内植活,增殖并攻击破坏受血者体内的组织器官及造血系统,是致命性的免疫性输血并发症。

(一)病因和发病机制

TA-GVHD的发病机制较为复杂,至今还未明确。TA-GVHD的发生及预后与受血者的免疫状态、输入的淋巴细胞数量及供血者HLA有关。

TA-GVHD发生需要三个条件:①供血者与受血者HLA不相容;②供血者血液中存在免疫活性细胞;③受血者免疫无能,不能排斥供血者细胞。

1. 受血者免疫状态

TA-GVHD可发生于任何因素所致的免疫系统严重缺陷的受血者,其免疫系统存在严重缺陷或严重抑制时,自身缺乏识别、排斥异体抗原的能力。输异体血后,异体T淋巴细胞在受血者体内存活、分裂增殖,从而引起一系列免疫病理改变及临床表现,这是GVHD发生的免疫学基础。目前,将TA-GVHD易感人群分为三类:

(1)明确的高危易感者:造血干细胞移植受者、先天性免疫缺陷者、联合免疫缺陷者、经换血治疗的新生儿和早产儿、宫内输血者等。

(2)低危者:化疗或放疗的实体瘤患者,恶性血液病如白血病、淋巴瘤等患者。

(3)免疫应答能力"相对"正常的患者:如正常新生儿,心脏手术、动脉瘤修补术及胆囊摘除术等患者。TA-GVHD发生于免疫功能正常者多为一、二级亲属间输血,其风险较非亲属间高数倍。

2. 血液制品中的淋巴细胞数量

异基因活性淋巴细胞输注的数量多少与TA-GVHD发生及严重程度密切相关,一次输入1×10^6个免疫活性异基因T淋巴细胞,可能引起免疫缺陷者发生TA-GVHD。输入异体淋巴细胞数量越多,TA-GVHD病情越严重,死亡率越高。输入白细胞总数为$5.4\times10^9/L$,

以及免疫缺陷儿童输入 1×10^4/kg 淋巴细胞,均可导致 TA-GVHD。

引起 TA-GVHD 的血液制品包括富含活性淋巴细胞的全血(特别是新鲜全血)、红细胞悬液、浓缩粒细胞(最常发生)、浓缩血小板,其所含的淋巴细胞数均 $\geqslant 2.0\times10^9$/L,具有诱发 TA-GVHD 的可能性。应用白细胞过滤器、洗涤等,可去除大部分白细胞,但仍残留 $1\times10^6\sim1\times10^8$ 个淋巴细胞,足以导致免疫缺陷者发生 TA-GVHD。只有无冰冻保护剂的新鲜冰冻血浆和冷沉淀不会引起 TA-GVHD。

3. 受血者 HLA 单倍型

TA-GVHD 的发生与人类 HLA 单倍型基因密切相关。HLA 杂合子的受血者接受了与其 HLA 单倍型基因完全相同的纯合子供血者血液后,受血者的 T 淋巴细胞不能识别供血者淋巴细胞,将其误认为是自身细胞而不予排斥,但植活的供血者免疫活性 T 淋巴细胞将受血者不同 HLA 抗原认作异体,对受血者组织细胞进行攻击破坏,导致 TA-GVHD。

4. 其他相关因素

TA-GVHD 与 $CD8^+$、NK 细胞活性有关,主要是由于受血者的 $CD8^+$ 细胞和 NK 细胞能识别供血者的淋巴细胞,使其不发生 TA-GVHD。另有报道,TA-GVHD 与 IL-1、IL-2 和 TNF 等有关。

(二)临床表现

TA-GVHD 临床表现较为复杂,症状极不典型,缺乏特异性。

一般在输血后 10～14 天起病,最短于输血后 2 天起病,最长于输血后 30 天起病。主要受损的靶器官包括皮肤、肝脏、胃肠道和骨髓,表现为高热、皮疹、肝功能异常、黄疸、腹泻、全血细胞减少、骨髓增生低下。临床以发热和皮疹最为多见,皮疹开始表现为向心性红斑,以后很快向周身蔓延,甚至可累及远端肢体。严重病例或疾病进展时,皮疹融合成片,呈红皮病样,伴大疱形成。典型病例可能只表现发热和/或皮疹,无明显肝功能及消化道损害,可被误诊为感染或药物反应。婴儿可出现淋巴组织退行性变、淋巴结病与肝脾肿大。患者一般在症状出现后1～3周迅速死亡,病死率高,在90%以上,死亡原因以感染多见。

(三)实验室检查

1. 实验室及辅助检查

(1)外周血三系减少,伴或不伴有胆红素和转氨酶升高等肝功能异常表现。

(2)外周血及组织浸润淋巴细胞中存在嵌合体细胞及HLA抗原特异性血清学分析是确诊TA-GVHD的重要依据。目前常用女性患者检出男性Y染色体、DNA多态性分析及特异分子探针杂交等方法来鉴别患者体内存在的供血者淋巴细胞,用这些方法来证实TA-GVHD,其特异性及敏感性均较好。

2. 组织病理活检

(1)肝脏:肝细胞空泡变性,小胆管坏死,肝门处有单核细胞、淋巴细胞浸润。

(2)骨髓:骨髓造血细胞减少,淋巴细胞增多,骨髓纤维化。

(3)皮肤:皮疹部位表现为基底部细胞的空泡变性,表皮与真皮层分离并有水疱形成,单核细胞、淋巴细胞浸润至真皮上层,表皮层过度角化或角化不良。

(四)诊断

由于TA-GVHD症状极不典型,易与药物、放疗等辅助治疗后产生的副作用相混淆,因此极易被医务人员忽视。TA-GVHD的诊断主要依据易感人群有血液制品输注史、临床症状、体征与皮肤的组织病理表现等。

(五)治疗

TA-GVHD至今仍无有效治疗手段,主要采用大剂量皮质激素、抗淋巴细胞球蛋白及其他免疫抑制剂如环磷酰胺、环孢素等,但疗效欠佳。

(六)预防

TA-GVHD 发病率在 0.01%～0.1%,病死率高,在 90% 以上,临床表现缺乏特异性,极易漏诊和误诊,治疗效果极差,患者常因感染而死亡,因此预防显得尤为重要。

1. 严格掌握输血适应证,加强成分输血

严格掌握输血适应证,避免不必要的输血,尤其对 TA-GVHD 高危患者,在输血前应充分权衡利弊,对无适应证者坚决不予输血,尤其尽量避免亲属之间的输血,更不能滥用新鲜血。治疗性输血应结合病情给予相应成分输血,如输注红细胞悬液、血小板、血浆等,避免输注新鲜全血。

2. 血液制品辐照

目前最有效的预防 TA-GVHD 的方法就是输血前应用 γ 射线辐照血液制品,使淋巴细胞丧失复制和分化能力。除新鲜冰冻血浆和冷沉淀外,临床输注的其他血液成分均需要辐照处理。

五、输血相关性急性肺损伤

输血相关性急性肺损伤(TRALI)是指从开始输注血液制品到完毕后 2～6 h 内,由于输入含有与受血者 HLA 相应的抗-HLA、人类粒细胞抗原(HNA)相应的抗-HNA 的全血或含有血浆的血液成分,发生抗原抗体反应,导致突然发生的急性呼吸功能不全或非心源性肺水肿。

TRALI 发病率约为 0.02%(1∶5 000),无性别差异,与年龄无关。TRALI 死亡率在 6%～23%,是输血反应中常见的致死原因之一。美国 FDA 报道,TRALI 是导致输血相关性死亡的首要原因。

(一)病因和发病机制

目前认为,TRALI 的发生与含有血浆成分的血液制品中存在某些白细胞抗体或生物活性脂质密切相关。

引起 TRALI 的抗体 90% 以上来自献血者,少数来自受血者。献血者往往是妊娠3次以上的妇女,白细胞抗体则包括HLA-Ⅰ、HLA-Ⅱ类抗体和HNA1、HNA2抗体。大多数TRALI都与这些抗体相关,但10%～15%的TRALI与这些抗体无关。

TRALI的主要发病机制就是供血者血浆中的HLA抗体、HNA抗体引起中性粒细胞在受血者肺血管中聚集,激活补体,触发肺内皮细胞损伤和微血管通透性增加,从而导致水肿。这是一系列不同但又相互关联的通道作用后的最终途径。另外,血液制品中的生物活性物质、潜在感染、外伤或炎症、中性粒细胞的激活和抗原抗体反应也起到了重要作用。所有含血浆的血液成分,如红细胞、血小板、血浆,都可导致TRALI的发生。

(二)临床表现

TRALI是一种临床症状和体征多样的综合征,其肺损伤为可逆性的。TRALI的临床表现类似成人急性呼吸窘迫综合征(ARDS),常在输注含血浆的血液制品后1～6 h内突然发热,体温升高1～2 ℃;患者出现寒战、咳嗽、突然呼吸困难、气喘、发绀、血压下降;可有严重的非心源性肺水肿,两肺可闻及细湿啰音,但无心力衰竭表现;可有严重低氧血症,PaO_2常降至30～50 mmHg。急性呼吸困难、低氧血症、非心源性肺水肿、中度的低血压和发热,一起组成了TRALI五联症,严重者可引起死亡。其他一些已经被发现的症状包括高血压和心动过速等。如处理及时,症状于48～96 h缓解且不留后遗症。

(三)实验室检查

输注的血液成分或血浆中的HLA抗体和/或HNA抗体是支持TRALI的强有力的证据。供血者血清和受血者白细胞做淋巴细胞毒交叉配型可为诊断TRALI提供重要依据。在输血6 h内,表现为暂时性的中性粒细胞减低症和低补体血症。X线检查表现双肺水肿征象。放射线照片显示肺泡及间隙中的液体渗出,渗出可能最先出现于下级肺组织,特别注意在输血时要保持侧卧位。

TRALI 的肺水肿继发于感染或创伤所致的血管通透性增加,肺毛细血管楔入压正常或减低,肺动脉压正常,无颈静脉扩张,心脏无杂音或奔马律,心影正常,心电图无心肌梗死图形,亦无肺部疾病史。TRALI 水肿液的蛋白含量高,与血中的蛋白比值常为 0.7,而心源性者比值<0.5。如于 TRALI 发生后不久注射造影剂,则患者主肺动脉有造影剂渗肺泡。

(四)诊断与鉴别诊断

临床上如输血量不大或输血速度不是太快而发生酷似急性肺水肿的表现,应考虑 TRALI 可能性。目前国际上推荐的 TRALI 诊断标准为:①急性呼吸窘迫;②胸片显示双侧肺部浸润;③输血 6 h 内出现症状;④排除输血相关循环超负荷或心源性肺水肿;⑤低氧血症(PaO_2/FiO_2<300 mmHg 或氧饱和度<90%);⑥新近的急性肺损伤,而且目前无其他的危险因素,包括复合外伤、肺炎、心肺旁路术、烧伤、有毒气体吸入、肺挫伤等。TRALI 需与下列疾病鉴别:

1. 过敏性输血反应

过敏性输血反应发生非常迅速,常在输血后数秒或数分钟内出现症状,主要表现为支气管痉挛、喉头水肿而非肺水肿,严重过敏反应的呼吸困难、发绀与支气管痉挛、喉头水肿有关,而 TRALI 以肺水肿为主要表现;严重过敏反应的皮肤表现,如红斑等也是重要的特征,常伴皮肤红斑、荨麻疹、严重低血压,常发生于输血开始后数秒到数分钟内,患者一般不发热。

2. 循环超负荷

循环超负荷时,呼吸困难、发绀、呼吸急促是主要表现。收缩期和舒张期的高血压通常在输注血液成分后数小时内出现。循环负荷过重以呼吸困难、发绀、心动过速为主要表现,常伴血压增高,输注任何血液制品时都可能发生,一般发生于输血后数小时内。

3. 细菌感染和溶血性输血反应偶尔伴随急性呼吸困难的发生

细菌污染反应以发热、血压下降、循环衰竭为主要表现,呼吸困难并不常见。在发生呼吸困难时也应考虑是否为感染或中毒等原因导致的急性呼吸窘迫综合征。

（五）治疗

TRALI多于发生后48～96 h缓解，肺功能完全恢复，死亡率<10%，但重症者也可发生其他严重并发症或死亡，治疗关键在于明确诊断、加强监护、及时改善缺氧。发生TRALI后，应立即停止输血，以支持治疗为主，充分给氧，维持血压稳定，监测血氧分压，必要时行气管插管、机械通气；不必行强心、利尿治疗；吗啡可酌情使用，肾上腺皮质激素可能有效；若低血压持续性存在，可给予升压药物。

（六）预防

目前无法预测TRALI的发生，1%～2%的献血者中有HLA抗体，但临床TRALI的发病率约为0.02%(1:5000)。TRALI的预防关键在于识别高危患者，检出可能引起TRALI的供血者和血液制品。具体措施包括：①严格掌握输血适应证，避免不必要输血。②有明确适应证需要输血时，尽可能选择少血浆成分或不含血浆成分的血液制品（如浓缩红细胞），需要输注血浆含量多的血液制品（血小板、血浆、冷沉淀等）时，最好选择无输血史的男性和/或初产妇作为献血者，尽可能避免输注多个供血者血浆。③妊娠3次以上的女性不宜献血，因为约18%经产妇血液中含有白细胞抗体，并随妊娠次数增加而增加，可持续多年。④改良血液制品的制作工艺，减少潜在致TRALI血液制品中的血浆含量，减少贮藏过程中脂类物质的产生，不再使用有潜在致重症TRALI献血者的血液制品。⑤若抗体来自受血者，输血时应进行白细胞过滤；在条件允许时也可进行贮存式自身输血。

六、大量输血的并发症

(一)大量输血的致死三联征

大量输血的致死三联征包括酸中毒、低体温和凝血功能紊乱。在大量输血中,采用正确的方案可以降低致死三联征的发生率。

1. 酸中毒

酸中毒是组织低灌注和供氧不足的标志。当应用较低 pH 的血液制品和 pH 为 6.5～7 的红细胞制剂时,会使酸中毒变得更为严重。虽然酸中毒可以促进氧从血红蛋白中解离出来,但同时也会引起组织水肿,降低氧的弥散并破坏线粒体功能。酸中毒同样也会影响凝血功能,pH 7 对凝血功能的影响与体温 35 ℃的影响是相同的,如 rFⅦa 活性降低 90%。持续性、进行性酸中毒常提示预后不良。

2. 低体温

一般在急性失血过程中,人体启动代偿性生理活动包括心动过速、血管收缩、激活细胞因子与激素及凝血级联反应等来维持血容量。为使代偿机制有效发挥功能,人体必须维持恒定的体温,以使凝血因子和血小板发挥正常活性,代偿因组织低灌注造成的代谢性酸中毒。但是,由于给予的大部分制品都是低温的,例如晶体液处于室温,新鲜冰冻血浆和红细胞也是低温的,而且很难保证患者处于温暖的状态,这些因素都易使患者发展为低体温。

在低体温时,应注意凝血功能的筛查结果可能会呈假性正常,因为实验室是在正常温度下进行测定的。血红蛋白在复苏之前也可能呈假性正常。必须强调的是,凝血功能紊乱时体温下降的最大限度是不能低于 35 ℃;死亡率与低体温程度和凝血功能紊乱所需的输血量直接相关。为预防低体温的发生,应在输血前或输血过程中适当将血液加温处理。

由于低体温干扰止血过程,因此在下列情况下需要加温血液:①大量输血超过 5 个单位;②输血速度大于 50 ml/min;③换血治疗时,特别是对新生儿溶血病的换血治疗;④受血者体内存在强冷凝集素;⑤患者发生静脉痉挛,输血时针刺部位发生疼痛。

3. 凝血功能紊乱

大量输血所致的凝血功能紊乱是一个多因素的并发症,创伤对其的影响不低于大量输血本身。潜在的酸中毒和持续性低体温带来的影响被输入冷的血液制品或其他复苏用液体进一步加剧,非血液制品(晶体液和胶体液)造成的稀释效应也不容低估。如果出现了脑部损伤,也会增加凝血功能紊乱的风险。

对于凝血功能紊乱,需要进行常规监测,纠正潜在的酸中毒和低体温等。常用的实验室监测指标包括血小板计数、INR、APTT、TT 等,每输入 4 个单位血时测定一次。其中 INR 最常用,它比 APTT 更稳定、更有价值。INR 反映凝血因子数量的多少,是凝血功能紊乱中判断稀释程度的代表性指标。一旦 INR 超过 1.5,则凝血因子的水平接近 20%。因此可以根据 INR 确定所需的成分。早期控制出血是治疗的关键,可通过外科手术或血管内治疗来控制出血,以改善组织灌注和供氧,纠正酸中毒。另外,输入的液体应预热至 37 ℃,还可通过体外的加热装置来保暖,如果确实需要也可通过体内加热。最近的文献强调:出血患者早期使用新鲜冰冻血浆(FFP)和单采血小板,效果更好,有助于发挥生理功能,目标是使 INR 在正常值的 1~1.5 倍以内、血小板计数 $\geqslant 50 \times 10^9$/L,能早期预防凝血功能紊乱的发生。

(二)大量输血的代谢变化

1. 循环超负荷

循环超负荷主要由输血或输液过多、过快,超过患者心血管系统的负荷能力所引起。患者可出现全身静脉压升高,并伴肺血管内血流增加和肺活量减少。如不及时处理,可导致患者死亡。

2. 血钾改变

大量输血时,患者可能会出现高钾血症,也可能会出现低钾血症。高钾血症是由于血液在 4 ℃±2 ℃保存过程中,细胞内 K^+ 逸出,红细胞内的K^+减少而血浆K^+浓度升高所致;低钾血症是由于大量输血后,抗凝剂中含有的枸橼酸盐在肝脏迅速转化成碳酸氢钠,人体发生代谢性碱中毒,从而引起低钾血症。研究表明,发生高钾血症和低钾血症的概率分别为12%和10%。严重者,在出血停止后可能需要尽早进行血液透析。

3. 高血氨

血液在4℃±2℃保存过程中血氨含量将逐步升高。因此对肝功能不全、肝昏迷或肝衰竭的患者输注大量保存血,由于肝脏不能及时将大量的血氨代谢,可能引起患者血氨升高,临床出现肝性脑病的症状。

4. 枸橼酸盐中毒

枸橼酸盐是血液采集和保存过程应用的抗凝剂中的一种成分。在正常情况下,肝脏可以通过三羧酸循环快速将枸橼酸盐代谢成二氧化碳,但在大量输血时,枸橼酸盐输入体内的速度可能大大超过肝脏代谢枸橼酸盐的能力,因而过量的枸橼酸盐可以与Ca^{2+}和Mg^{2+}结合,引起低钙血症和低镁血症。

大量血浆输入,尤其是在肝功能异常时,枸橼酸代谢减慢,枸橼酸堆积和钙离子络合物增加,导致低血钙的发生。低血钙降低心肌收缩,导致血管舒张,进一步加剧出血和休克。其纠正措施为静脉输入氯化钙。

5. 肺微血管栓塞

肺微血管栓塞主要由输注血液中的微聚体所引起。微聚体主要由贮存血液中的白细胞、血小板和纤维蛋白形成的微聚颗粒组成,其直径为$10\sim164\,\mu m$。微聚体随着血液保存时间的延长而增加。大量输血时微聚体通过标准输血器的滤网(孔径为$170\,\mu m$)进入血液循环,可以阻塞肺毛细血管,引起肺损伤。目前缺乏有效的预防肺微血管栓塞方法,采用过滤孔径为$20\sim40\,\mu m$的微聚体滤器、输注保存7天以内的血液制品等措施可能有一定的预防作用。

七、细菌性输血反应

细菌性输血反应是指由于血液被假单胞菌等细菌污染而造成的严重输血反应。血液的细菌污染情况受许多因素(如血液制品种类、保存温度及保存时间等)影响。根据目前采血、成分血制备及保存技术,新鲜冰冻血浆及冷沉淀中细菌污染概率微乎其微,其他血液制品细菌污染概率则较高,1个单位红细胞为1∶143 000,1个单位单采血小板为1∶(2 000~8 000)。血小板易被细菌污染的主要原因就是血小板的保存温度22℃±2℃比较适合细菌生长。

(一)病因和发病机制

血液的采集、成分血制备、保存及输注等环节都可能发生细菌污染:①献血者献血时可能存在菌血症;②采血时献血者局部皮肤上的细菌可能进入血袋;③输血器材存在细菌污染等。总之,血液分离、制备、运输、发放及临床输血过程中未严格执行操作规程,均可能导致细菌污染血液制品。污染血液制品的细菌谱相当广泛,其中革兰阳性菌占49%,革兰阴性菌占46%,其他混合杂菌占5%。

(二)临床表现

细菌性输血反应的临床表现取决于污染细菌的种类、进入人体的细菌数量、患者的原发病及免疫功能状况等。输注受革兰阴性菌污染的全血或红细胞,通常在输血30 min后出现症状,重者在输血10~20 ml后即可发生输血反应,主要症状包括面色潮红、寒战、高热、烦躁不安、干咳及呼吸困难等。严重者可出现休克、急性肾衰竭及DIC。在全麻状态下的患者可能仅出现血压下降、手术创面渗血不止等体征而不表现出寒战、高热。输注受革兰阳性菌污染的血液制品发生输血反应的临床表现相对较轻,有时可无输血反应表现,有时仅有发热反应,可能与革兰阳性菌不产生内毒素有关。

(三)实验室检查

细菌性输血反应的实验室检查主要包括直接涂片镜检和细菌培养。

(四)诊断与鉴别诊断

根据输血后短时间内出现高热、休克及皮肤黏膜充血等细菌性输血反应的症状、体征,结合实验室检查,细菌性输血反应的诊断比较容易建立。它应与下列疾病相鉴别:

(1)发热性非溶血性输血反应,病情较轻,血压无变化,对症治疗有效。细菌性输血反应,病情较重,血压下降,对症处理无效。

(2)急性溶血性输血反应与重度细菌性输血反应均出现寒战、高热、低血压及休克等症状、体征,但前者还可出现黄疸、血红蛋白尿等溶血表现,血液标本细菌学检测阴性。

(五)治疗

(1)立即停止输血,保持静脉通道通畅。
(2)尽早联用大剂量广谱抗生素。
(3)治疗并发症如急性肾衰竭、休克及 DIC 等。
(4)对症支持治疗等。

(六)预防

(1)选择正规厂家生产的合格的一次性采血、输血器材产品。
(2)采血、成分血制备、贮存、运输及输注过程中严格执行无菌操作。
(3)可疑细菌污染的血液制品不得发出,不能输注。
(4)存在感染病灶的献血者应暂缓献血。
(5)输血过程中应严密观察,必要时及时终止输血。

八、含铁血黄素沉着症

含铁血黄素沉着症(hemosiderosis)又称血色病,是体内铁负荷过多的一组疾病。输血所致的含铁血黄素沉着症是由于长期反复输注全血、红细胞,使体内铁负荷过重的一种输血不良反应。

(一)病因和发病机制

每毫升血约含铁 0.5 mg,如果长期反复输血(红细胞),会不可避免地引起体内铁负荷过重。这些过剩的铁以含铁血黄素的形式沉积在网状内皮细胞和其他组织细胞中,引起多个器官包括肝脏、心脏、胰腺、下丘脑及甲状腺等的损害,表现为皮肤色素沉着、心肌炎、甲状腺功能亢进、下丘脑性腺激素分泌不足、关节痛、关节变形及肝硬化等。

(二)临床表现

输血所致的含铁血黄素沉着症常发生于长期接受输血治疗,累计输血量超过 10 000 ml 的慢性贫血患者,其临床表现与其他含铁血黄素沉着症相似,包括以下几点。

(1)皮肤色素沉着:常为首发表现,全身皮肤黑灰色或青灰色,尤以暴露部位、瘢痕组织表面及外生殖器为甚,口腔黏膜也可出现色素沉着。

(2)肝脏病变:早期表现为肝肿大、肝纤维化,此期间肝功能多正常,病情进展后可表现为肝硬化及肝性脑病等。

(3)心脏病变:表现为心律失常、心脏扩大和心力衰竭,严重患者可能死于心脏并发症。

(4)胰岛病变与糖尿病:约 65% 的患者表现为多饮、多食、多尿、体重减轻、血糖增高及尿糖阳性等糖尿病症状、体征。糖尿病的严重程度与铁负荷呈平行关系,部分糖尿病患者对胰岛素不敏感,血糖控制比较困难。

(5)其他脏器病变:包括下丘脑腺垂体、肾上腺、甲状旁腺、甲状腺、性腺及关节滑膜等,引起性欲减退、闭经、阳痿、睾丸萎缩、毛发脱落、关节痛及关节畸形等临床表现。

(三)实验室检查

(1)铁负荷过重的实验室检查:①血清铁升高;②血清转铁蛋白饱和度升高,在80%~100%;③血清铁蛋白往往>700 μg/L。

(2)组织器官受累的实验室检查:根据患者受累器官的情况分别出现相应的实验室检查表现,例如肝损害失代偿期时出现肝功能异常,胰岛受累时出现血糖增高等。

(四)诊断

根据患者的病史、输血史、临床症状体征和实验室检查结果,含铁血黄素沉着症的诊断比较容易建立。必要时可行皮肤活检及肝组织活检协助诊断。

输血所致含铁血黄素沉着症应与原发性含铁血黄素沉着症相鉴别,后者的特点是患者常有含铁血黄素沉着症家族史,多见于中年以上男性,无输血史或所输血量不多。

(五)治疗

含铁血黄素沉着症的治疗原则主要包括铁螯合剂治疗和对症治疗。可用去铁胺或乙二胺四乙酸,每天肌肉注射去铁胺10 mg/kg,可使人体每天从尿中排铁10~20 mg。另外根据患者的临床表现可相应进行护肝、降糖及强心等治疗。

(王启凤　何浩明　张树敏　张春霞
孙琳　刘忠伦　刘巧玲　许运堂)

第二节　输血传播疾病

尽管近十几年来,全世界在保证血液制品的安全性、病原体检测及灭活等方面进行了大量的工作,但输血传播疾病仍然无法避免,新的疾病还在出现,如 2002 年发现的西尼罗病毒(West Nile virus,WNV)可通过输血、器官移植而使受血者发生致命性感染。

到目前为止,已知通过输血传播的疾病与感染有二十余种,其中最严重的是艾滋病、乙型肝炎和丙型肝炎。输血传播疾病的病原体及其引起的相关疾病见表 9-2。

表 9-2 输血传播疾病与病原体

病原体	英文缩写	引起的输血传播疾病
乙型肝炎病毒	HBV	乙型肝炎
丙型肝炎病毒	HCV	丙型肝炎
丁型肝炎病毒	HDV	丁型肝炎
人类免疫缺陷病毒 1 型/2 型	HIV-1/2	艾滋病
人类 T 淋巴细胞病毒 Ⅰ/Ⅱ 型	HTLV-Ⅰ/Ⅱ	成人 T 淋巴瘤/T 细胞白血病
		热带痉挛性下肢瘫(TSP)、HTLV 相关脊髓病(HAM)
西尼罗病毒	WNV	脑炎、脊髓炎
巨细胞病毒	CMV	巨细胞病毒感染
EB 病毒	EBV	传染性单核细胞增多症、EBV 感染
微小病毒 B19	B19	再障贫血危象、传染性红斑、胎儿肝病
疟原虫	malaria	疟疾
梅毒螺旋体	syphilis	梅毒
朊病毒	prion	变异型克-雅病(vCJD)

一、艾滋病

艾滋病是获得性免疫缺陷综合征(acquired immunodeficiency syndrome,AIDS)的简称,是由 HIV 所致的以侵犯 T 淋巴细胞为主的严重全身性传染病。临床表现为严重的免疫缺陷,常以淋巴结肿大、慢性腹泻、厌食、体重减轻、发热、疲乏等全身症状起病,逐渐发生各种机会性感染、继发性恶性肿瘤、精神与神经障碍而死亡。HIV感染传播速度快、波及范围广、病死率高,其预防和控制受到全世界的高度关注。世界上5%~10%的HIV感染是经输血传播的。

(一)病原学

HIV是一种单链RNA病毒,属于逆转录病毒科、灵长类慢病毒亚科。HIV分为HIV-1型和HIV-2型。目前发现,世界各地的AIDS多由HIV-1型所致,HIV-2型则主要在西非流行。HIV主要感染人体内$CD4^+$ T细胞、单核-巨噬细胞、B淋巴细胞、小神经胶质细胞和骨髓干细胞等。

HIV对酸、热均敏感,pH 6时HIV数量大幅度下降,56 ℃ 30 min可破坏病毒中的酶,60 ℃ 3 h或80 ℃ 30 min可使病毒感染性消失。HIV对一般消毒剂比较敏感,1%戊二醛处理5 min,5%次氯酸钠、70%乙醇处理1 min均可灭活病毒。但是,HIV对碱及紫外线均不敏感。

(二)流行病学

我国于1985年发现首例AIDS,截至2007年累计报告的HIV感染者和患者约为70万例,人群中HIV感染率约为0.05%,主要分布在云南、新疆、广西、广东和四川等地。

(1)传染源:AIDS患者和HIV感染者均为AIDS的传染源,特别是处于窗口期或无症状的HIV感染者更具有传染病学意义。

(2)传播途径:主要为性接触传播、母婴传播和血液传播。性接触传播包括异性之间和同性之间的性接触传播。母婴传播包括母亲在围生期和母乳喂养期对婴儿的传播。血液传播途径包括输注各种血液成分和血液制品、静脉吸毒、器官移植、创伤、采血、拔牙和各种手术等,使HIV得以进入人体血液。通过输血传播而发生的艾滋病称为输血相关艾滋病,输入HIV污染血时传播HIV的概率在95%以上。

(3)易感人群:人群普遍易感,高危人群为男同性恋者、静脉药瘾者、滥交者、血友病患者及多次接受输血或血液制品者。

(三)临床表现

按我国2001年修订批准实施的《HIV/AIDS诊断标准及处理原则》,HIV感染的全过程包括急性HIV感染、无症状HIV感染和艾滋病三期。感染全过程短则半年,长则20年以上。艾滋病属于HIV感染的最后阶段。输血传播性HIV感染,50%左右的患者7年内转变成艾滋病,比其他途径感染HIV的人发展成艾滋病的周期要短。输血所致艾滋病,其临床表现复杂,症状严重,死亡率极高。

(1)急性HIV感染期:感染HIV 2~6周后出现发热、全身不适、头痛、关节痛及淋巴结肿大等临床症状,持续约3周后消失。

(2)无症状感染期:在急性感染期后即为无症状感染期,平均8~10年,感染者基本无临床症状和体征,但血中可检出HIV RNA、HIV核心及包膜蛋白抗体。

(3)艾滋病期:①艾滋病相关综合征,如发热、体重下降、盗汗、慢性腹泻、肝脾淋巴结肿大等;②机会性感染,如肺孢子虫肺炎、深部真菌病等;③继发性肿瘤,如Kaposi肉瘤等;④HIV脑病,如头痛、癫痫及进行性痴呆等。

(四)HIV感染的实验室检查

HIV感染的实验室检查主要包括HIV病原学检查和血清学检查,即HIV抗体检测。①病原学检查:包括病毒分离、原位杂交、P24抗原检测及HIV核酸检测四种方法。病毒分离用于HIV感染的诊断一般应用于科研,原位杂交用于诊断HIV感染的特点是可以显示病毒感染的原始部位,P24抗原和HIV核酸检测能早期发现HIV感染。②HIV抗体检测:包括初筛实验和确认实验,初筛实验包括ELISA法、胶体金快速实验及颗粒凝集法等;确认实验如免疫印迹法等。HIV RNA、HIV P24抗原和HIV抗体可分别在HIV感染后第11天、第16天和第22天被检测到。

(五)诊断

急性HIV感染可根据高危因素、临床表现,结合实验室检查进行诊断。慢性HIV感染应结合流行病学病史、严重的机会性感染或肿瘤,以及实验室检查进行诊断。

(六)治疗原则

HIV感染的治疗方法包括抗病毒治疗、支持对症治疗、使用免疫调节药物、中药治疗、抗感染和抗肿瘤治疗。其中,抗病毒治疗现在主张高效抗逆转录病毒治疗(HAART),将核苷类逆转录酶抑制剂、非核苷类逆转录酶抑制剂和蛋白酶抑制剂三大类联合搭配使用(鸡尾酒疗法),减少抗药性,减少副作用和增强疗效。

(七)预防

1. 预防血液传播

(1)对静脉吸毒实施标本兼治。一方面打击贩毒,另一方面提供戒毒和减少吸毒的社会环境及支持条件。

(2)医院手术、注射、拔牙均需使用严格消毒的器具。

(3)防止理发、剃须、穿耳、文身、修脚、刷牙时通过器具感染。

(4)防止外伤时接触污染血液。

(5)采血和输血应严格操作,所用器具应严格消毒。

(6)严格管理血源,推广无偿献血。

(7)严格进行血液筛查,加强血液检验质量控制。

(8)加强对医护人员的培训,注意自我保护。

2. 预防性接触传播

3. 预防母婴传播

(1)已感染HIV的妇女应避孕,已孕妇女应进行服药预防。

(2)当母亲有HIV感染时应停止母乳喂养。

4. 当发生 HIV 职业暴露时，应进行紧急处理

如皮肤有伤口，应当对伤口进行局部反复轻轻挤压，尽可能挤出伤口处的血液，用大量清水或盐水冲洗伤口，然后用消毒液（如75%酒精、0.5%碘伏、2 000 mg/L 次氯酸钠）消毒伤口，并包扎。对暴露物的传染性和受伤者暴露程度应进行评估，并及时报告上级部门，寻求医疗机构或艾滋病防治机构的及时救治，根据情况确定是否服用抗病毒药。医疗机构和实验室应备有洗眼装置或急救药箱。

二、病毒性肝炎

病毒性肝炎是由肝炎病毒所致的病毒性传染病，包括甲型、乙型、丙型、丁型、戊型、庚型肝炎病毒（hepatitis A, B, C, D, E, G viruses, HAV, HBV, HCV, HDV, HEV, HGV）等。各型病毒虽然在流行病学和临床表现上各有特点，但都有类似的临床表现，如发热、乏力、食欲减退、恶心、黄疸、肝肿大、肝区压痛和肝功能异常等，鉴别诊断主要靠血清标志物检查。

凡是由输注血液及血液制品引起受血者发生肝炎，或者虽无肝炎的临床表现，但有阳性的血清学标志者，统称为输血后肝炎。甲型肝炎和戊型肝炎主要经消化道传染，不转成慢性肝炎或慢性病毒携带者，患者在急性期仅出现短暂的病毒血症，而且这种有病毒血症的患者一般已经有临床症状而不会去献血，或在献血前体检时会被发现，因此甲型和戊型肝炎一般不经输血传播。丁型肝炎病毒（HDV）是一种有缺陷的 RNA 病毒，往往存在于乙型肝炎感染的宿主体内，HDV 在 HBV 的辅助下才可发生肝炎。HDV 既可以与 HBV 同时感染，又可以在 HBV 感染的基础上再感染，从而加重病情或促使乙型肝炎转化为重型肝炎。因为 HDV 感染常同 HBV 感染合并发生，所以使用敏感的乙型肝炎检测方法，就可把 HDV 感染的献血者筛选掉。病毒性肝炎是目前最常见的输血传播疾病，主要是丙型肝炎和乙型肝炎。

(一) 乙型肝炎

1. 病原学

乙型肝炎病毒(HBV)为 DNA 病毒。HBV 的抵抗力很强,对温度、干燥、紫外线及一般浓度的消毒剂均能耐受。121℃高压灭菌 20 min,100℃干烤 1 h,100℃直接煮沸 2 min,0.5%过氧乙酸溶液、3%含氯石灰溶液和 5%次氯酸钠溶液直接处理均能灭活 HBV。

2. 流行病学

乙型肝炎是世界范围内的病毒性传染病,全球携带 HBsAg 的人数超过 3 亿。我国是乙型肝炎的高发区,人群中 40%~60%的人感染过 HBV,8%~10%的人为 HBsAg 携带者。

(1)传染源:主要是急、慢性乙型肝炎患者和无症状 HBV 携带者。

(2)传播途径:包括母婴传播、血液传播和性接触传播。HBsAg 和 HBeAg 双阳性的母亲所生婴儿的 HBV 感染率高达 95%;婴儿大部分在母亲分娩过程中感染,10%~20%可能来自宫内感染。我国人群中 HBsAg 携带率很高,主要是由于 HBV 通过母婴传播。血液传播途径包括输注血液及血液制品、使用污染的注射器、刺伤、共用牙刷和剃刀、污染的外科器械及通过昆虫叮咬等方式,经微量血液也可传播。患者的唾液、精液、初乳、汗液、血性分泌物中均可能检查出 HBsAg,故密切的生活接触和性接触是 HBV 传播的重要途径。某些人群有较高的 HBV 感染率,包括静脉吸毒者、肾透析患者、血友病患者、男同性恋者等。输血是感染 HBV 的途径之一,根据文献报道,每输入 1 个单位血液制品,感染 HBV 的概率在发达国家为 1:(31 000~205 000),而在一些非洲国家如肯尼亚等则高达 1:(74~1 000)。

(3)易感人群:抗-HBs 阴性者是 HBV 的易感人群,高危人群包括 HBsAg 阳性母亲的新生儿、HBsAg 阳性者的家属、反复输血的患者(如血友病患者等)、血液透析患者、有多个性伴侣、静脉药瘾者,以及接触血液的医务工作者等。

3. 临床表现

乙型肝炎的临床表现有以下几种类型：

(1)急性肝炎：表现为乏力、食欲低下、恶心、厌油、腹胀、肝区痛及尿色加深等，根据患者是否存在黄疸分为急性黄疸型肝炎和急性无黄疸型肝炎。

(2)慢性肝炎：分为轻度、中度和重度三种，轻度慢性肝炎的表现类似急性肝炎。重度慢性肝炎除具备轻度慢性肝炎表现外，还伴有肝病面容、肝掌、蜘蛛痣、脾肿大、肝酶反复或持续升高。中度慢性肝炎的临床表现介于轻度与重度慢性肝炎之间。

(3)重型肝炎：分为急性、亚急性和慢性重型肝炎三种。①急性重型肝炎：发展迅猛，极度乏力，严重消化道症状，出现神经、精神症状者表现为嗜睡、性格改变、烦躁不安、昏迷及扑翼样震颤等。②亚急性重型肝炎：表现为极度乏力、黄疸进行加深、出血倾向及肝性脑病等。③慢性重型肝炎：临床表现同亚急性重型肝炎，但这类患者一般在慢性肝病基础上发病。

(4)淤胆型肝炎：起病类似急性黄疸型肝炎，但自觉症状较轻，黄疸较深。

(5)肝炎后肝硬化：分为活动性肝硬化和静止性肝硬化两种，前者表现类似慢性肝炎，后者无肝炎活动表现，症状轻或无特异性。

4. 实验室检查

①肝功能检查：出现血清胆红素、血清丙氨酸氨基转移酶和门冬氨酸氨基转移酶及血清蛋白等的改变。②乙型肝炎病毒抗原、抗体检测：血清学方法检测 HBsAg、抗-HBs、HBeAg、抗-HBe 及抗-HBc。③HBV DNA 检测：是 HBV 早期感染的最直接证据。④其他检查：包括凝血酶原时间、尿常规及血氨检测等，对诊断肝炎均有一定的指导意义。

5. 诊断

应结合流行病学资料、临床表现、病原学检查及其他实验室检查结果进行诊断。乙型肝炎诊断明确后还应根据患者的临床症状体征、肝功能检查及血氨检测等结果做进一步分型诊断。

6. 治疗原则

治疗包括抗病毒治疗、护肝治疗、支持对症治疗，以及并发症（如消化道出血、肝肾综合征及肝性脑病等）的治疗。

7. 预防

乙型肝炎的预防方法包括控制传染源、切断传播途径和保护易感人群。

（1）控制传染源：包括隔离治疗患者，现症感染者限制从事食品加工、饮食服务及托幼保育工作，对献血者进行严格筛选等。

（2）切断传播途径：包括养成良好的个人卫生习惯，一些生活用品如理发、美容及洗浴等用品严格按规定进行消毒处理，各种医疗器械实行一用一消毒措施，加强血液制品管理等。

（3）保护易感人群：易感人群及新生儿接种乙肝疫苗，HBV慢性感染母亲的新生儿，以及暴露于HBV的易感者注射乙型肝炎免疫球蛋白等。

（二）丙型肝炎

1. 病原学

丙型肝炎病毒（HCV）属于黄病毒科丙型肝炎病毒属。HCV分为6个基因型及不同亚型，其基因组为一线状单正股RNA。HCV对有机溶剂敏感，终浓度为10%的氯仿溶液可杀灭HCV；1∶1 000甲醛溶液37 ℃熏蒸处理6 h、100 ℃ 5 min或60 ℃ 10 h均可使HCV传染性丧失；血液制品中的HCV可用干热80 ℃ 72 h或加变性剂使之灭活。

2. 流行病学

HCV的感染率或流行率在世界各地差异显著。欧洲和美国一般人群与供血者中抗-HCV阳性率为0.4%～1.8%，但在受血者、血友病患者及静脉吸毒者中HCV感染率都非常高。我国1994年第二次全国病毒性肝炎流行病学调查结果显示，我国丙型肝炎抗体流行率为3.2%。1995年前后，我国部分省份因单采血浆交叉感染，导致献血者中发生丙型肝炎暴发流行。之后,我国对采供血工作进行了严格管理,有效控制了因采供血导致的 HCV 感染。

(1)传染源:主要为急、慢性患者和无症状 HCV 携带者,HCV 存在于血液、精液、阴道分泌物、唾液及泪液等中。

(2)传播途径:丙型肝炎的传播途径类似于乙型肝炎,其传播途径除母婴传播和经破损的皮肤黏膜传播外,输血、注射、性接触及生活密切接触均可能引起 HCV 感染。血液传播包括输注血液及血液制品、一般注射、采血和手术过程中使用污染的器具,医务人员和实验室人员在手术与实验过程中接触污染血液,特别是有皮肤黏膜损伤时,很容易发生 HCV 感染。静脉吸毒人群由于共用注射器,极易发生 HCV 感染。经初步调查,输血后非甲型、非乙型肝炎患者的血清丙肝抗体(抗-HCV)阳性率高,在 80% 以上,已成为大多数受血者输血后发生肝炎的原因。目前认为,反复输入多个献血者血液或血液制品者更易发生丙型肝炎,输血 3 次以上者感染 HCV 的危险性增高 2~6 倍。

(3)易感人群:人类对 HCV 普遍易感,目前检测到的抗- HCV 并非保护性抗体。

3. 临床特点

丙型肝炎的临床表现与乙型肝炎类似。与乙型肝炎比较,丙型肝炎中重型肝炎比较少,而急性丙型肝炎转变为慢性肝炎则较乙型肝炎多。

急性丙型肝炎的潜伏期平均为 7.4 周(2~16 周),多数起病较隐匿,症状较轻,仅有乏力、食欲低下、腹胀、ALT 升高,抗- HCV 阳性,HCV-RNA 阳性,有的患者可无明显症状,仅有 ALT 升高。一部分患者经 1~3 个月症状消失,ALT 恢复正常,HCV-RNA 转阴,HCV 滴度逐渐降低,多半在一年内抗- HCV 消失。另一部分患者虽症状消失,ALT 恢复正常,但病毒复制持续存在,HCV-RNA 仍阳性或间歇阳性,抗- HCV 持续阳性。急性丙型肝炎有 50%~60% 可发展成慢性丙型肝炎。一般认为 HCV 感染后发展为慢性肝炎约需 10 年,发展成肝硬化平均需 20 年,发展成原发性肝癌平均需 30 年。但也可不通过肝硬化期而直接由慢性肝炎发展为原发性肝癌。

4. 实验室检查

(1)病原学检查:主要包括 HCV 抗原和抗-HCV 检测。①HCV 抗原检测:感染 HCV 后 40 天左右即可检测出 HCV 抗原,使 HCV 感染的窗口期进一步缩短。②抗-HCV 检测:检测方法有 ELISA 法和重组免疫印迹法。利用 ELISA 法检测抗-HCV 的窗口期平均为 70 天。抗-HCV 的确认实验一般采用重组免疫印迹法。抗-HCV 中,C22、C33-c 抗体出现最早,抗-C 次之,NS1 及 NS4 抗体阳性率较低。因此,利用重组免疫印迹法检测抗-HCV 时,将各段抗体组合,可以提高抗-HCV 检测的敏感度。③HCV-RNA 检测:HCV 感染后,血清 HCV-RNA 要比抗-HCV 早出现数周,检测血清 HCV-RNA 已成为早期 HCV 病毒血症的"金指标"。

(2)其他实验室检查:包括肝功能、尿常规及血氨检测等,有利于丙型肝炎的分型诊断。

5. 诊断

丙型肝炎的诊断要结合流行病学资料、患者的症状体征、肝功能检查和病原学检查等。丙型肝炎诊断明确后,还要根据患者的临床表现做进一步分型诊断,这对指导治疗具有重要意义。

6. 治疗原则

丙型肝炎的治疗原则与乙型肝炎基本相同。丙型肝炎的抗病毒治疗可选用 γ-干扰素,其他治疗原则例如一般治疗、护肝治疗及治疗肝炎并发症等也基本同乙型肝炎。

7. 预防

由于丙型肝炎的传播途径与乙型肝炎基本相同,丙型肝炎的预防措施包括控制传染源、切断传播途径及保护易感人群,基本同乙型肝炎。

三、巨细胞病毒感染

巨细胞病毒(CMV)是人类疱疹病毒属的一种 DNA 病毒。CMV

感染在人类中非常普遍,在正常人群中抗-CMV阳性率高,在40%～90%,CMV感染很少或不引起临床症状,但将含CMV的血液及血液制品输送给早产儿、造血干细胞移植、器官移植、恶性肿瘤、AIDS等免疫功能缺陷或抑制的患者,即可引起输血后CMV感染的临床症状,甚至可成为致死的原因。

CMV在体内分布广泛,唾液、尿液、精液、子宫颈分泌物、乳汁、血液及内脏器官中均可存在CMV。CMV的传播途径包括母婴传播、器官移植传播、性接触传播和输血传播等。

CMV不耐酸、不耐热,pH<5或56℃ 30 min可充分灭活CMV;10%的家用含氯石灰可使其感染性明显降低;CMV在20%乙醚中最多存活2 h;紫外线照射5 min也可充分灭活CMV。

(一)临床表现

1. 对免疫功能正常的受血者的影响

不论输血前CMV抗体阳性或阴性的受血者,输入潜伏性或活动性CMV感染的血液或血液制品,都可引起输血后CMV感染,但一般不出现临床症状,CMV在组织及白细胞中可潜伏多年。有部分患者可发生类似传染性单核细胞增多症表现,包括发热、咽痛、淋巴结肿大、淋巴细胞增多、肝炎等。对免疫功能正常的受血者,除对CMV阴性孕妇的胎儿可造成伤害外,其他患者并不一定需要应用CMV抗体阴性的血液制品。

2. 对免疫功能低下的受血者的影响

对免疫功能低下的早产儿及骨髓移植、组织器官移植、恶性肿瘤、AIDS等患者,输注CMV抗体阳性的血液制品,可能引起CMV感染。CMV感染后可出现发热、间质性肺炎、肠炎、心肌炎、脑膜炎、肝炎、脉络膜炎等,并可增加细菌和真菌感染的机会,严重者可导致死亡。

(二)实验室检查与诊断

(1)脱落细胞及组织病理学检查:尿液、唾液、气管分泌物、胃洗液、乳汁及脑脊液等均含 CMV,均可检出特征性的巨细胞。肝、脾和胃等组织可通过病理活检方法检出此种细胞。

(2)病毒分离和抗原检测:CMV 分离可借助人胚肺成纤维细胞进行,但这种 CMV 分离方法需时较长,不宜用于临床。CMV 抗原的检测有利于 CMV 感染的早期诊断。

(3)PCR 检测:可利用 PCR 对尿液、血液等标本检测 CMV-DNA。

(4)血清学检查:CMV 抗体是检测 CMV 感染比较常用的检测方法。

(三)治疗原则

对于有临床症状或先天性 CMV 感染者,抗病毒治疗可用阿糖胞苷、磺苷及干扰素等。用于治疗和预防 CMV 感染的其他药物包括人免疫球蛋白、阿昔洛韦和更昔洛韦等。

由于 CMV 有致畸作用及目前对 CMV 感染者缺乏有效治疗方法等原因,目前认为妊娠早期发现有原发性 CMV 感染时,应尽快终止妊娠;妊娠中晚期 CMV 感染者应进一步检查胎儿有无畸形,以便进一步采取相应的治疗措施。

(四)输血传播 CMV 的预防

①输用 CMV 抗体阴性献血者的血液;②输用去除白细胞的血液;③输用贮存血液;④静脉注射 CMV 免疫球蛋白;⑤其他预防措施,如应用 CMV 疫苗等。

四、人类 T 淋巴细胞病毒感染

人类 T 淋巴细胞病毒(HTLV)是最早发现的人类反转录病毒。HTLV 为 RNA 病毒,分为 HTLV-Ⅰ型、HTLV-Ⅱ型。HTLV-Ⅰ型流行广泛,对人类危害较大。HTLV-Ⅰ在体内主要感染 $CD4^+$ T 细胞,血液、乳汁及精液均含有 HTLV-Ⅰ。

(一)流行病学

HTLV-Ⅰ/Ⅱ的传染源是HTLV-Ⅰ/Ⅱ的感染者。HTLV-Ⅰ/Ⅱ的传播途径包括母婴传播、性接触传播及输血传播等。母婴垂直传播是HTLV-Ⅰ感染的重要途径,尤其哺乳是HTLV-Ⅰ感染的主要途径。输注HTLV-Ⅰ阳性血液及血液制品,使用未彻底消毒的注射器、针头等医疗器械,均是HTLV-Ⅰ传播的重要途径。

HTLV-Ⅰ感染主要分布在日本南部、加勒比海地区、非洲中部、美洲中部和南部、巴布亚新几内亚和澳大利亚等。根据文献报道,HTLV-Ⅰ在人群中的感染率:日本南部为8.1%;加勒比海地区为2%~12%;我国HTLV-Ⅰ感染率比较低,人群中HTLV-Ⅰ/Ⅱ抗体阳性率约为0.3%。

(二)临床表现

HTLV-Ⅰ感染与T淋巴细胞瘤、成人T淋巴细胞白血病、HTLV相关脊髓病和热带痉挛性下肢轻瘫的发病相关。但感染者仅有较少部分($\leqslant 2\%\sim 4\%$)发生上述疾病。大部分没有任何临床症状。

(三)预防

①严格掌握输血指征,尽量减少或避免输注血液制品。②输用去白细胞的血液制品或贮存时间≥14天的血液制品。③在HTLV-Ⅰ/Ⅱ流行区,可根据情况考虑对献血者和血液制品进行HTLV-Ⅰ/Ⅱ抗体筛查。

五、梅毒

梅毒(syphilis)是由梅毒螺旋体(treponema pallidum)引起的以性接触传播为主的传染病,也可通过母婴传播和输血传播。

(一)病原体

梅毒(syphilis)病原体是梅毒螺旋体,因其透明不易着色又称为苍白螺旋体。梅毒螺旋体平均约 30 h 增殖一次。梅毒螺旋体在体外生存能力较差,尤其是在有氧环境中,它的生存能力很快下降。煮沸、干燥和一般消毒剂很容易将其灭活,加热 39 ℃ 5 h,40 ℃ 3 h,60 ℃ 3～5 min 死亡,100 ℃ 立即死亡。对一般的消毒药也很敏感,1∶1 000 石炭酸、稀酒精、1∶1 000 苯扎溴铵(新洁尔灭)和稀薄肥皂水均可于短时间内杀死梅毒螺旋体。对寒冷有较强的抵抗力,在 0 ℃ 环境中可存活 48 h,在 7 ℃ 条件下其致病力可保存数年。一般认为在 4 ℃ 冷藏血液中 3～6 天失去活力,不再有传染性。

(二)临床表现

梅毒分胎传梅毒和获得性梅毒两种。

1. 胎传梅毒

分为早期胎传梅毒和晚期胎传梅毒。早期胎传梅毒在出生 3 个月内发病,患儿表现为淋巴结肿大、梅毒性鼻炎、骨软骨炎及先天性耳聋等,也可表现为甲周炎及脱发等。晚期胎传梅毒的临床表现大致与获得性梅毒中的三期梅毒相似。

2. 获得性梅毒

分为四期:①一期梅毒:是指感染梅毒螺旋体 3 周左右出现的临床表现,在梅毒螺旋体侵入的部位出现一个小豆大的硬结,不久硬结破溃成为硬下疳。经过 4～6 周,下疳自然痊愈,此后梅毒血清反应开始呈现阳性。②二期梅毒:是指感染梅毒螺旋体 3～36 个月出现的临床表现,多种多样的梅毒疹遍布全身皮肤黏膜,还表现为全身淋巴结肿大、脱发等,病情反复发作。③三期梅毒:是指感染梅毒螺旋体后 3～5 年的临床表现,为梅毒性结节或梅毒性象皮肿,可分布于皮肤及任何的组织、器官,梅毒性结节或梅毒性象皮肿可破溃,形成溃疡,表现为脂肪脓苔。④四期梅毒:指感染梅毒螺旋体 10～15 年的临床表现,为心血管及中枢神经系统病变,例如动脉瘤、脊髓结核或全身麻痹等。

(三)实验室检查

1. 梅毒螺旋体检查

包括暗视野显微镜检查、免疫荧光染色检查和活体组织检查三种,最适用于一期、二期梅毒的检查。

2. 梅毒血清学实验

目前常用的梅毒血清学实验包括:①不加热反应素实验(USR);②梅毒螺旋体血凝实验(TPHA);③荧光螺旋体抗体吸收实验(FTA-ABS);④明胶凝集实验(TPPA);⑤蛋白印迹实验(WB);⑥ELISA法;⑦PCR技术;⑧金标法。

(四)治疗与预防

梅毒的治疗应尽早进行,治疗越早,疗效越好。梅毒的治疗药物首选青霉素,用青霉素治疗梅毒,治愈率在95%以上。对青霉素过敏者可改用多西环素治疗。预防措施包括加强梅毒预防知识的宣传教育,严禁卖淫、嫖娼,积极推广安全套使用等。

六、疟疾

疟疾(malaria)的病原体为疟原虫,可感染人类的疟原虫包括间日疟原虫、卵形疟原虫、三日疟原虫和恶性疟原虫。疟原虫进入人体后在细胞内寄生、繁殖(红细胞外期),成熟后侵入红细胞繁殖(红细胞内期)。

疟原虫在室温或4℃贮存的血液成分中至少存活一周,血液贮存2周,疟疾传播就很少发生。所有含有红细胞的血液成分均可传播疟疾。无症状携带者是输血传播疟疾的主要原因。

(一)流行病学

在全球致死的寄生虫病中,疟疾居第一位。根据WHO报告,全球每年新发的疟疾为3亿～5亿例,因疟疾死亡的病例为200万～300万例,主要分布在非洲。我国疟疾感染也相当普遍,我国最常见的疟疾是间日疟,南方地区如广西、云南及海南等地也可见恶性疟。

疟疾的传播媒介为雌性按蚊,经叮咬人体传播;少数病例可因输入带有疟原虫的血液或经母婴传播后发病。献血人群中疟原虫隐性携带率在不同国家、不同地区存在很大差异。根据文献报道,1990年印度献血人群中疟原虫携带率为0.02%,而部分非洲国家献血人群中疟原虫携带率高达10%。我国也曾有输血相关性疟疾的报道,个别地区曾出现疟疾在献血人群中流行。

(二)输血相关性疟疾的临床表现

输血相关性疟疾可通过输注含有疟原虫滋养体、裂殖体或裂殖子的各种血液成分引起,临床过程与自然感染的疟疾有所区别。输血后的发病时间,因输入含有裂殖子的血量、疟疾的种类不同而异。一般恶性疟的潜伏期为12天,间日疟或卵形疟为3～4周,三日疟为30～40天。典型临床表现为:三日疟间隔72 h以上发病一次,间日疟间隔48 h或每天发作一次。患者出现突然发冷、寒战,体温迅速升高为40～41 ℃,有时伴有头痛、呕吐,持续15 min至1 h,大汗淋漓,体温骤降至正常,患者顿时轻松如常。恶性疟起病急缓不定,先有发冷,继而出现不规则发热,伴头痛、呕吐、全身酸痛,通常持续7～10天缓解,但十几天后复发。在病程中可出现高热、昏迷、谵妄、痉挛、黄疸、呕吐等,重者迅速死亡。

因为输入含有疟原虫裂殖体或裂殖子的血液或血液制品引起的输血相关性疟疾,疟原虫不能在肝脏定居,没有红细胞外期,因此输血相关性疟疾只有红细胞内期,不会因为潜伏在肝脏中的疟原虫再次进入血液循环而引起复发。

(三)实验室检查

(1)血液涂片检查:血液薄、厚涂片经吉姆萨染色后镜检是诊断疟疾的简单方法。在寒战早期采集血液标本常可发现环状体,发作数天后可发现配子体。

(2)间接荧光抗体实验(IFA):敏感性较高,但实验耗时长,不适合用于疟疾流行地区大规模献血者的筛检。

(3)其他检查方法:包括检测疟原虫 DNA 的 PCR 技术,检测疟原虫特异性抗原和特异性抗体的 ELISA 法和放射免疫测定法等。

(四)诊断

根据患者的流行病学资料、临床症状体征及实验室检查结果,疟疾的诊断并不困难。如果患者患疟疾前近期内有输血史,应高度怀疑输血相关性疟疾并应进一步检查确诊。

(五)治疗与预防

治疗原则包括抗疟原虫和对症支持治疗。输血相关性疟疾的预防主要是严格审查献血者的疟疾病史,疟疾患者 3 年内不要献血。此外,尽可能不输用新鲜全血,因为 4℃下贮存 2 周的血液传播疟疾的可能性很小。

七、弓形虫病

弓形虫病是一种人畜共患的寄生虫病。其病原体的滋养体似弓形,故名弓形虫。弓形虫是细胞内寄生的原虫,可侵犯除红细胞以外的各种组织细胞。人、哺乳类、鸟类、爬行类动物均为中间宿主,猫科动物为终末宿主。弓形虫病的传播途径包括母胎传播、经口传播、接触传播、输血和器官移植传播。弓形虫病可经消化道、胎盘及密切接触传播,输入含弓形虫的血液也可引起感染。

八、其他输血传播疾病

尚有其他一些可能通过输血传播的疾病和感染,如锥虫病、绦虫病、埃博拉出血热(ebola hemorrhagic fever)、西尼罗病毒病(West Nile virus disease)、变异型克-雅病（variant Creutzfeldt-Jakob disease, vCJD)、科罗拉蜱热、莱姆病、人疱疹病毒6型和8型感染、微小病毒B19感染(human parvovirus B19 infection)等。

近年来在美国流行的西尼罗病毒病，或称西尼罗热（West Nile fever）是由西尼罗病毒(WNV)引起的一种急性传染病，在2003年美国大约有500万份血液做了WNV核酸检测，约1 000名献血者被确诊为WNV病毒血症，为保证输血安全，美国于2003年将WNV核酸列为献血者筛查项目。

此外，尚有许多微生物感染的疾病迄今没有被认识。我们应当高度重视输血可能传播疾病的危险性，采取有效对策，积极预防和控制输血传播疾病的发生，以保护献血者、受血者和广大群众的健康。

九、输血传播疾病的预防和控制

(一) 严格筛选献血者

根据国内外经验，输用无偿献血者的血液，受血者发生输血传播疾病的危险性大大低于输用有偿献血者的血液。因此，必须大力推行无偿献血和严格按标准挑选献血者。献血者筛查包括询问病史、体格检查，以及相关血液指标的检测。

(二) 严格进行血液病毒标志物的筛选检测

病毒标志物的筛选检测是排除病毒阳性血液，避免病毒血液用于临床而使受血者感染，提高输血安全性的有效手段。目前我国要求做常规执行的有HBsAg、抗-HCV、抗-HIV-1/2筛选检测。另外，将检测ALT作为检测肝炎的非特异性指标。这些检测为大幅度减少输血传播艾滋病和肝炎做出了决定性的贡献。但是，我国目前的输血检测技术和发达国家相比仍然有相当大的距离。

第九章 输血不良反应与输血传播疾病

(三)加强采血和血液制品制备的无菌技术操作

采血、血液成分制备和血浆蛋白分离过程复杂,发生细菌和病毒污染的机会很多,一定要严格按照技术操作规程进行。凡是国家卫生部、中国疾病预防控制中心、《中国药典》、国家食品药品监督管理局和中国药品生物制品检定所等颁布的有关输血方面的法律法规与技术标准均必须遵循。1996年底之前,我国单采血浆主要是用手工操作,要采两程血和回输两次红细胞,因此献血者可能发生感染的机会增多,故国务院发布的《血液制品管理条例》(1996)规定,单采血浆站必须具备与所采集原料血浆相适应的场所及卫生环境,具有与所采集原料血浆相适应的单采血浆机械及其他设施,具有进行质量检验的技术人员及必要的仪器设备。

(刘忠伦　许运堂　何浩明　张树敏
徐承来　孙琳　吕晶晶　王启凤)

第十章　疑难血型的分析与处理

疑难血型是指血型难以检定或判定。检定一份标本是否属于疑难血型,除了标本本身的特殊性外,还与实验室的设备及技术人员的水平、经验等多种因素有关。在临床输血中,一般只涉及 ABO、RHD 的疑难血型,不涉及其他血型系统的疑难血型。

一、干扰 ABO 血型正确判定的因素

1. 生理因素

老年人 ABO 抗原或抗体减弱,年龄小于 6 个月的婴儿 ABO 抗原或抗体不成熟;ABO 亚型,包括 A(B)型、B(A)型,ABO 抗原减弱导致正定型受干扰,或反定型时血清中出现不规则抗体;有些健康人血清中含有冷凝集素,且在<4℃才有活性,不干扰血型检定,如果冷凝集素效价升高,或在室温以上反应,可干扰 ABO 正定型,存在于血清中可能干扰 ABO 反定型;先天性无 ABO 抗体的个案报告,原因有待研究;双精子受精,红细胞呈嵌合体;个别人血清中的 ABO 血型物质过高,正定型红细胞凝集减弱。

2. 实验技术因素

标本混淆;静脉输液处采样;用血凝块洗下红细胞检定血型;操作过程中纤维蛋白析出凝集试剂红细胞;试剂质量问题或漏加试剂;被检红细胞未洗涤或红细胞悬液过浓或过稀;结果观察不仔细或误判,如溶血被误判为阴性,细胞数减少被忽视,弱凝集或混合凝集被漏检。

3. 临床治疗的影响

静脉大量输入高分子药物可导致红细胞呈钱串状,干扰结果判定;近期输入过异型红细胞、异型血浆;单采血浆或血浆转换治疗患者血浆被稀释,干扰 ABO 反定型;异基因造血干细胞移植后可一度呈嵌合状态;白血病或造血系统恶性疾患可能引起 ABO 或 RHD 血型抗原表达变化,一般是"变弱不变强";肝脏病、结核病等影响人体代谢的疾病,导

致血浆白蛋白/球蛋白的比例倒置,干扰 ABO 反定型;真性红细胞增多症、多发性骨髓瘤等,红细胞呈钱串状会干扰血型检定;多发性骨髓瘤血浆中 M 蛋白干扰 ABO 反定型;自身免疫性溶血性贫血、淋巴瘤、胶原疾病(如 SLE)等患者的自身抗体干扰血型检定;输血、妊娠等产生 IgM 不规则抗体,可能干扰反定型;革兰阴性菌感染、病毒感染,可导致高冷凝集素综合征,有时干扰反定型或正定型;各种原因导致的低丙种球蛋白血症或高丙种球蛋白血症,可干扰 ABO 反定型;急性大量失血,外周血网织红细胞增多并出现有核红细胞,年轻红细胞血型抗原强度可能比成熟红细胞弱。

二、疑难血型提示

遇到下列情况,提示患者或标本可能为 ABO 血型误定或疑难血型。

(1)临床提示:急性溶血性输血反应;输血后 2~7 天患者血红蛋白下降,却不能用原发病解释;输血后 24 天内患者 Hb 升高,达不到理论值。

(2)实验室提示:本次血型检定结果与既往结果(病历记录、被检者自述)不一致,ABO 正、反定型不一致,抗-AB 与抗-A 或抗-B 凝集强弱不一致,凝集呈弱阳性,血型交叉配血不合。

三、ABO 正、反定型不一致的疑难血型样本的处理

对 ABO 正、反定型不一致的疑难血型样本检定,首先要对 ABO 正、反定型不一致的原因做出科学合理的解释,然后对 ABO 血型做出正确判定。

第一步:排除人为因素或操作失误,排除血样采错、静脉输液处采血;分抗凝和不抗凝 2 管重新采集血样,复检 ABO 血型;核对试剂、器材、核对试剂有效期,仔细阅读试剂说明书,特别是操作规程和注意事项;核对离心机转速、时间、离心力及其他器材有无污染。

第二步:分析可能导致正、反定型不一致的原因并予以归纳、分类。

年龄小于6个月的婴儿或老年患者,ABO正、反定型不一致可能为生理性的因素,有妊娠生育史的妇女可能产生IgM不规则抗体干扰ABO反定型;了解是否为双胞胎(双精子受精);大量输液、静脉输注高分子药物、输异型血、血浆转换治疗、造血干细胞移植等;白血病或某些其他造血系统恶性疾患导致ABO抗原减弱或漏检,引起血浆蛋白紊乱的疾病(肝脏病、代谢性疾病、多发性骨髓瘤、某些慢性消耗性疾病)导致反定型试剂红细胞非特异性凝集;AHA淋巴瘤、SLE等疾病的自身抗体干扰ABO正、反定型;真性红细胞增多症,红细胞呈钱串状,干扰ABO正定型,细菌感染可能导致"类B"现象,病毒感染可能产生冷凝集素干扰ABO定型;急性大失血,既可干扰ABO正定型,扩容治疗又可能干扰ABO反定型。

第三步:设计针对性实验验证。

ABO亚型:反定型红细胞凝集明显,正定型被检红细胞凝集强弱不一致(一般是抗-AB凝集强于抗-A或抗-B)。选择相应的实验(吸收/放散实验,血型物质检测,特种分型试剂,如抗-H、抗-A1、MHO4单克隆抗血清等)验证;ABO血型DNA分型试剂盒鉴定,必要时测序。

白细胞或造血系统恶性疾患:临床诊断白血病或其他造血系统恶性疾患(如MDS),一般反定型不受干扰,表现为正定型对应的ABO抗原减弱(不会增强或出现额外反应),偶见RhD抗原减弱者。证实红细胞上的弱抗原,吸收/放散实验,抗原抗体增强技术、酶处理红细胞技术、低离子LISS增强剂和22%牛白蛋白增强剂,血型物质测定(佐证被检者ABO血型,即便未检测到血型物质,也不能排除被检者为非分泌型);临床追踪,一般在病情缓解后血型抗原强度恢复;DNA鉴定。

输异型血:临床3个月内输过异型血,DAT阳性为有力佐证,DAT阴性则不能排除;离心法分离患者红细胞复检血型;DNA鉴定。

造血干细胞移植:ABO血型不同的造血干细胞移植后,如果植入细胞存活,在受血者血型逐渐转变为供血者血型的过程中,细胞可能呈嵌合状态,这也是移植成功的指标之一。

可溶性血型物质过高:临床少见,用未洗涤的红细胞检定ABO血

第十章 疑难血型的分析与处理

型时,要想到存在可溶性血型物质过高干扰ABO正定型的可能性,红细胞经充分洗涤后复检血型。

急性大失血:网织红细胞增多,外周血出现有核红细胞,定期复查,外周血成熟红细胞增多后干扰消失。

红细胞额外反应:用未经洗涤的红细胞检定ABO血型,应考虑到红细胞上黏附大量蛋白的可能性,充分洗涤红细胞后复检血型。

获得性B抗原:细菌感染,尤其是肠道菌感染可导致正定型抗-B呈弱凝集,反定型A不凝集,反定型B凝集强,或正定型抗-A(−)、抗-B弱凝集,反定型A、B均凝集。临床追踪,感染控制"类B"现象消失。

B(A)表型:正定型抗-B(4+)、抗-A(±),反定型Ac(4+)、Bc(−),吸收/放散实验证实红细胞携带弱A抗原;用MHO4单克隆抗-A检测,凝集<2+,容易散开。

自身抗体:用37℃盐水洗涤红细胞直至抗阴性后检定血型,红细胞经甘氨本/HCl或二磷酸氯喹放散至DAT阴性后检定血型。

(张春霞 刘忠伦)

第十一章　临床输血闭环式管理

输血管理是医疗质量管理工作中不可缺少的重要组成部分,支撑着血液发放、交叉配血和临床用血等各个医疗过程,建立闭环式临床输血管理系统,形成用血数据资源共享,可保障临床用血安全,有效避免临床输血差错和输血事故的发生,确保临床输血工作的规范化,实现临床用血的制度化和合理化。

传统的临床输血管理比较多的是通过手工方法,存在安全性差、工作效率低下、记录无法追溯等诸多问题,闭环式临床输血管理系统利用先进的网络技术和数据平台技术,进行医院各个业务系统之间的数据整合。系统通过在入库、出库、采血、运送、输注、回收的各个环节中扫描输血/用血申请单条码、血液标本条码、血袋号条码、员工工号等,对输血流程中的各类信息进行审核与确认,避免了在原有情况下的手工录入与交接环节中出现的失误,减少了工作量,降低了出错率,提高了工作效率和医疗质量。

当患者因病情需要输血时,经治医生通过医生工作站开出患者的输血知情同意书与输血前评估单,打印输血申请单及用血通知单。护士采集血样时根据医生开出的输血医嘱和条形码,并将采血护士、采血时间、标本类型等相关血液标本信息记录到输血管理系统中。送出标本时护士扫描标本条码后将血液标本交接给护工,护工将血液标本送到输血科并由输血科工作人员扫描标本条码再次进行交接。记录血液标本的转送与接收时间等信息。输血科根据医生的电子备血申请单和血样标本进行配血,收到医生的用血通知单后再确认发血。整个过程中血液标本的采集与交接,血液制品的交接、核对、确认,全部需要录入操作人员的信息、扫描血液制品的条码及运送人员的工号,并将以上信息记录到临床输血管理系统中,实现对血液标本与血液制品在运送交接等过程中的全程监控,减少因人为操作而造成失误的可能。在输血科出库发血的过程中,输血系统会自动验证配血结果,如遇到未配血液或不相合的血液制品,系统会自动弹出报警提示框,禁止血液制品的发出,保证患者的安全用血。在护理人员接收血液制品时需要双人复核扫描血袋号条形码,患者输血后需在 15 min 内进行输血情况的录入。患者输血后如出现输血不良反应,医护人员需要在输血管理系统录入输血不良反应记录等相关信息,便于医生及输血科工作人员对患者的输血不良反应记录进行分析。

(吕晶晶　刘忠伦)

参 考 文 献

[1] 胡丽华.临床输血检验[M].2版.北京:中国医学科技出版社,2010.
[2] 胡丽华.临床输血学检验[M].3版.北京:人民卫生出版社,2015.
[3] 魏亚明.基础输血学[M].北京:人民卫生出版社,2011.
[4] 黄华.实用临床检验指南[M].1版.北京:人民军医出版社,2015.
[5] 丁振若,于文彬,苏明权,等.实用检验医学手册[M].1版.北京:人民军医出版社,2008.
[6] Roback JD,Combs MR,Grossman BJ,et al. Technical Manual[M]. 16th. Bethesda:American Association of blood banks(AABB),2008.
[7] 刁琰,张民,单清.闭环式临床输血管理系统的开发与应用[J].中华肺部疾病杂志(电子版),2014,7(6):87-88.
[8] 兰炯采,陈静娴,马红丽,等.推荐ABO疑难血型三步分析法[J].中国输血杂志,2010,23(2):165-168.